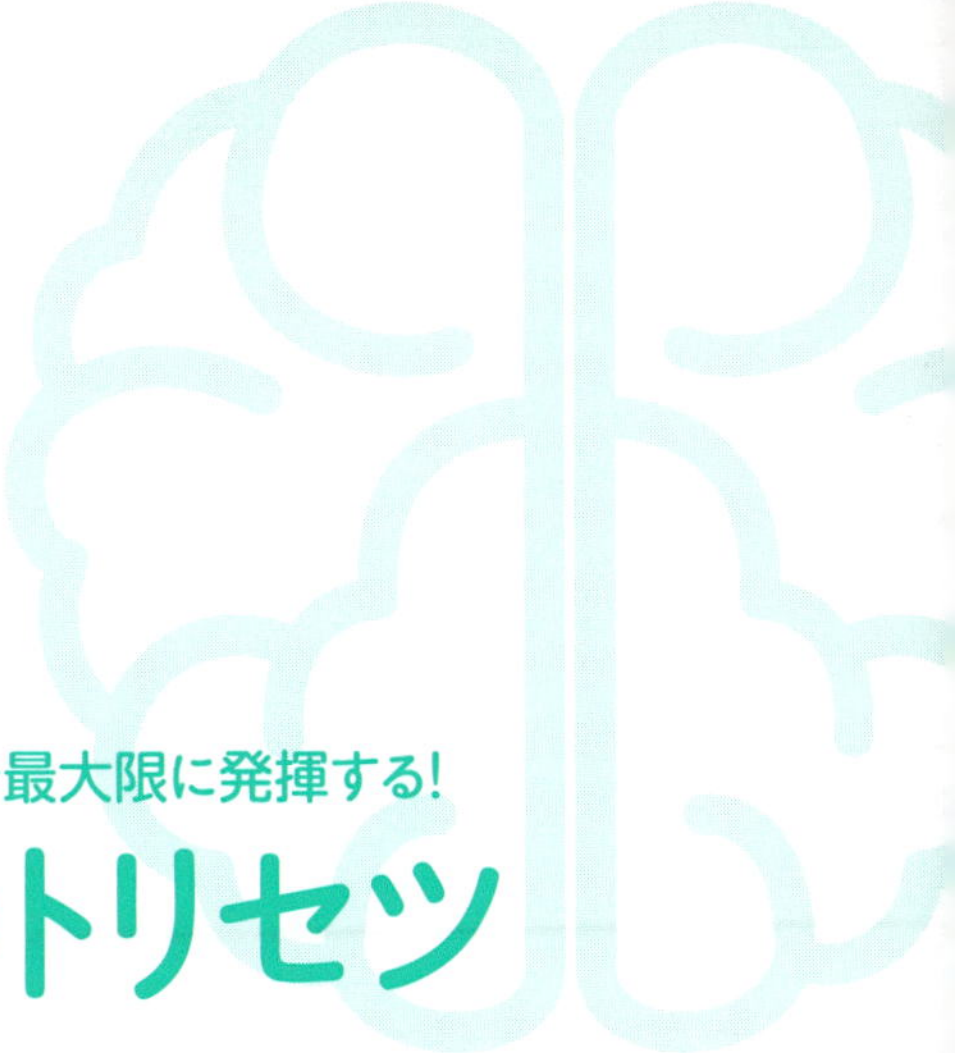

自分の力を最大限に発揮する!

脳のトリセツ

作業療法士
菅原洋平

同文舘出版

はじめに

自分の能力を最大限に発揮する。その希望は、目新しい特別な方法ではなく、脳の働きの「ムダづかい」をそぎ落とすことで叶えられます。

ムダに脳を使うことをやめれば、ムリなく自然に、どんなことにもワクワクやる気が出て、能力を出し切ることができます。

私たちは、自分の脳をついムダづかいしてしまいがちです。

張り切りすぎたり、肩に力が入りすぎたり、たくさんのことを覚えようと思って、負担をかけすぎたり。これらの行動は、あなたが本来持っている能力を低下させてしまいます。

私たちの脳が発揮できる力には、限りがあります。

脳は、力の配分ができない内臓です。大切なことにも、どうでもいいことにも、同じように力を使います。

脳の力を大切なことに使うか、どうでもいいことに使うか。日々の生活でどちらを選ぶかによって、得られる成果は大きく変わってきます。

ですから、自分が力を使うべき課題をうまく設定していくことが大切なのです。

脳のムダづかいをやめる。この考え方は、脳を治療するリハビリテーションから生まれました。

私の職業は、作業療法士です。

作業療法士とはリハビリテーションの専門職で、私はこれまで、脳の治療を専門に従事してきました。

その中で、ヒトの脳が再生するには睡眠が重要であることに着目し、現在はクリニックで睡眠相談を担当しながら、企業を対象に「睡眠マネジメント研修」を行ない、生産性を向上させ、病気や事故を予防する活動をしています。

本書では、病気になった人の力を引き出すリハビリテーションと、ビジネス分野での人材開発の両側面から、３つの方法を使って、あなたの能力を最大限に発揮する方法をお伝えしていきます。

３つの方法とは、**「言葉」を変える、「自律神経」を変える、「注意」を変える**ことです。

自分がやりたいことに、自分の力を発揮する。これは、当たり前のことのように思うかもしれませんが、これができていれば、今の生活に満足できているはずです。

今の生活の中で、自分がやりたいことに、「もう少しこうできたらいいな」という気持ちがあったら、この本を活用してみてください。

自分の脳が持っている力を最大限に発揮できるようになるための「**脳の取扱説明書（トリセツ）**」を使って、やりたいことをしっかり実現させましょう。

菅原洋平

『自分の力を最大限に発揮する！　脳のトリセツ』目次

1章 「脳のムダづかい」していませんか？

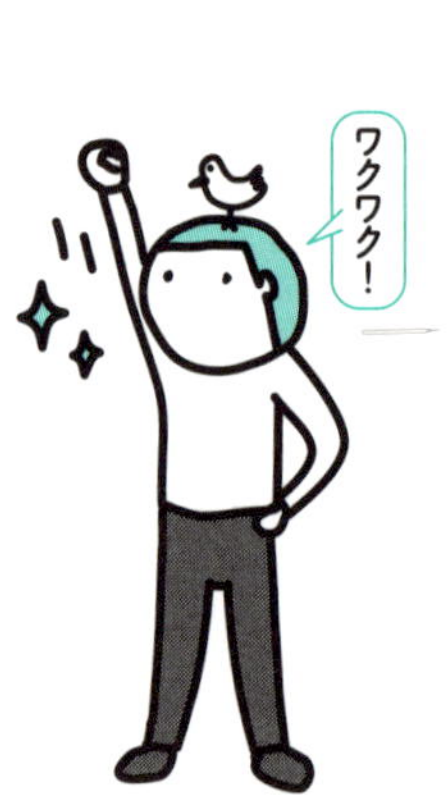

2章 脳のムダづかいをやめる習慣①「言葉」を変える

3章 脳のムダづかいをやめる習慣②「自律神経」を変える

4章 脳のムダづかいをやめる習慣③ 「注意」を変える

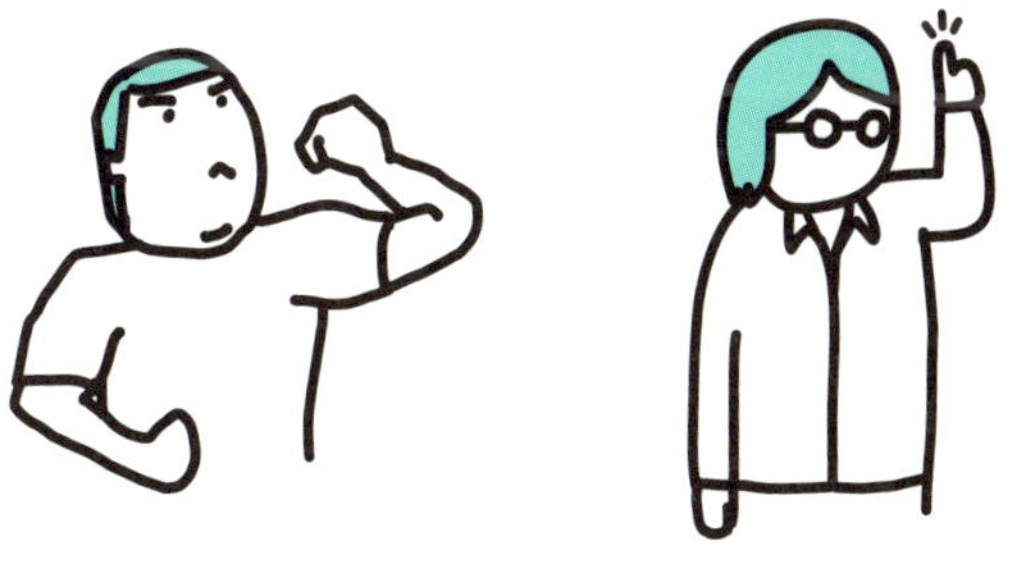

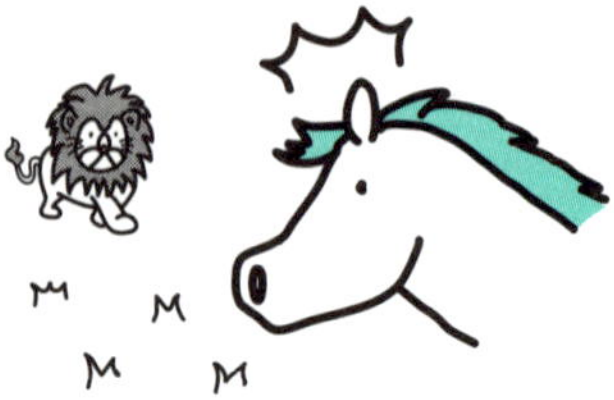

5章 脳の使い方を変えれば、相手も変わる

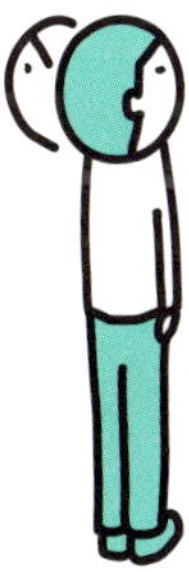

イラスト　大野文彰
装幀、本文デザイン・ＤＴＰ　ホリウチミホ（ニクスインク）

1章

「脳のムダづかい」していませんか?

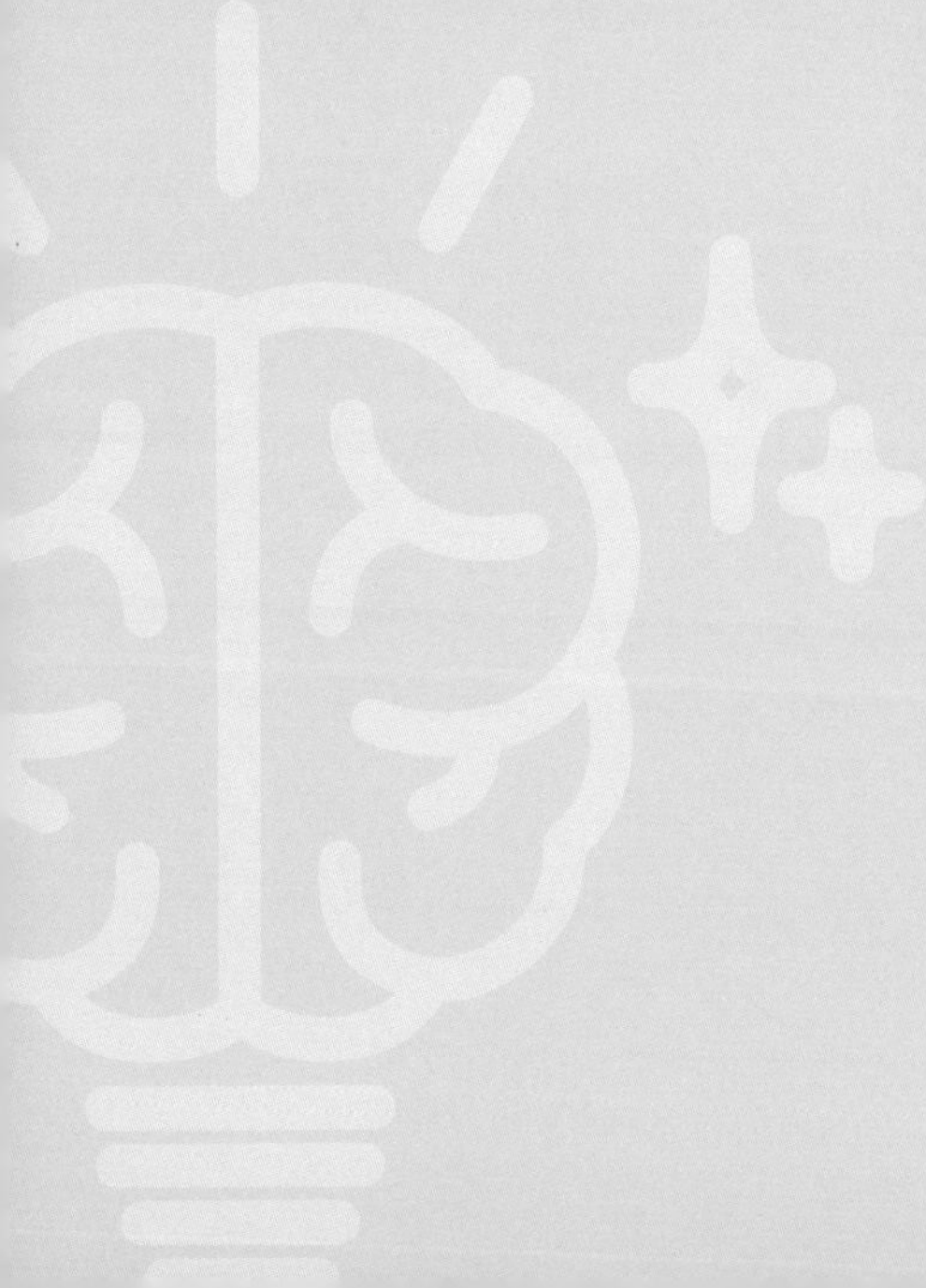

あなたの脳はすごい機能を持っている?

あなたは、「脳」にどんなイメージを持っていますか?

「脳は、自分という人間そのもの」
「脳は、心と同じ」
「体のすべての機能に指令を出している最も重要なもの」

「脳」という言葉を聞くと、私たちの体のどの部分よりも、とりわけ重要な、特別な存在であるというイメージをお持ちの方が多いのではないでしょうか。

仕事でもプライベートでも同じですが、私たちは、自分が期待を寄せる人やものがあると、期待するあまりに、ムリな課題をたくさん与えて、できなかったら失望し、悪いところばかりを指摘するようになってしまいがちです。

今のあなたは、**自分の脳に対して、期待を寄せすぎていませんか？**「自分の脳さえちゃんと動けばすべてうまくいくのに」などと厳しい視線を向けすぎていないでしょうか。

もしあなたが、自分の脳に過度な期待を寄せていて、それなのになんだかうまくいかない、と思われていたら、この本は、あなたの役に立つはずです。

まずは脳を客観的に見てみよう

多くの人は、「脳」というものがどんな性質を持っていて、どんな使い方をするものなのかを知る機会は少ないでしょう。

私たちは「脳＝自分」というイメージで、自分の脳を主観的に見てしまいがちです。

脳を主観的に見る、ということは、つまり、何かに取り組むときに「勘」や「気分」で行動を決めることになります。勘や気分では、脳を正しく扱うことができないので、負担がかかっていることにも気づかずに追い込んだり、ムリな仕事を押しつけたりしてしまうのです。

次項でお話しするように、**あなたの脳は、内臓の1つにすぎません**。脳は、細胞でできていて、遺伝子情報を持っていて、代謝をしている物体です。

「脳がダメだと自分のすべてがダメ」とか「脳が変わりさえすればすべて変わる」などと、**脳を特別扱いしないで、いったん自分の脳を客観的に見てみましょう**。

そうすれば、頑張っているのに成果が出ない、大事なときに自分の力が出せない、というトラブルの解決方法がおのずと見えてきます。

脳は、使えば使うほどいい。頑張れば頑張るほど、脳の機能は高まる。

そんな考え方をしていた方は、これからお話しする脳の仕組みを知れば、自分の脳にふさわしい使い方ができ、もっと自分の力を発揮することができるはずです。

脳はエネルギーを溜められない

私たちの脳は、体の全体重の２・２％の重みしかありません。それにもかかわらず、心臓から送り出される血液の20％も使う、**とても燃費の悪い内臓**です。血液を使う、ということは、たくさんのエネルギーを消費するということです。少しややこしいですが、体のエネルギーについて、整理しておきましょう。

生物は、常に代謝をしています。代謝とは、体の外から取り入れた物質を、体の中で別の物質に変える、ということです。「脂肪を代謝する」などの言葉でなじみがありますね。

私たちは生きている限り、代謝をし続けなければならないのですが、この代謝をするには、エネルギーが必要です。

生物にとって、エネルギーの源は、ＡＴＰ（Adenosine Triphosphate：アデノシン

３リン酸）です。食事で得た栄養素を酸素と反応させてＡＴＰをつくり、これをエネルギーに変えています。火を使ってエネルギーをつくる、火力発電のようなイメージです。

代謝に必要な酸素は、血液によって運ばれています。この血液の実に20％も脳が使っているので、脳は、とてもたくさんのエネルギーを消費しているということです。

脳は他の内臓より優遇されている

実は、脳はそれほど多くのエネルギーを消費するにもかかわらず、**エネルギーを貯蓄する仕組みを持っていません**。それが、脳が他の内臓と大きく違うところです。

他の内臓は、エネルギーを貯蓄する仕組みを持っています。

例えば、甘いものを食べすぎて運動をしなかった場合、私たちの体は「これだけ多くの糖分を補給したのに代謝しなかったということは、きっと明日は食べ物にありつけないから食べておいたのだ」と判断して、糖分を中性脂肪という形に変えて、エネルギーを貯蓄します。

このように、エネルギーをつくることと使うことのバランスがとられているのです。

ところが、脳には、このような柔軟な仕組みがなく、どんどん運ばれる酸素を使って、どんどんエネルギーを使いまくってしまうのです。

さらにやっかいなことに、どんなことにエネルギーを使うかはまったく吟味されず、**そのときあるエネルギーをあるだけ使ってしまう**のです。

脳は、他の内臓より優先的に血流を得ることができます。

例えば、夜更かしをして生活リズムが乱れると、朝、目覚めても食欲がないことがありますよね。

これは、朝目覚めて内臓の働きが開始するタイミングで、脳に届ける血流を最優先にされてしまったので、他の内臓の血流量が足りなくなり、働きが悪くなってしまったという現象です。

こんなに優遇されているのに、くだらないことばかりにエネルギーが使われたらたまりませんよね。

脳の使い方が変われば結果も変わる！

このように、客観的に脳を見てみると、脳の働きを高めて成果を上げるには、頑張れば頑張るほどいいのではなく、**いかにムダなことにエネルギーを使わないようにするか**、が重要だということがわかります。

では、どうすれば「脳のムダづかい」をやめることができるのでしょうか。

脳に勝手にエネルギーを使わせているのは、私たちの「行動」です。

行動を変えれば、脳は、ムダづかいをやめてくれます。

私たちは、自分の脳の仕組みを知らないと、間違った使い方をしてしまいます。よかれと思って頑張るほど、脳の働きを低下させてしまうことがあるのです。

「頑張っているのに成果が出ない」原因は、自分の意思が弱いとか、意識が低いとか、そういうことではなく、脳の使い方に関する知識不足です。

私たちは、自分の胃や腸に関しては、どうなれば調子が悪くて、普段からどんなことに気をつけるべきかを知っていますよね。

脳に関しても、その「取扱説明書＝トリセツ」があり、それを知っておくべきなのです。

脳はたくさん使えばいいわけではない!?

非効率な仕事をしている人には、「もっと頭を使え」と言いますよね。成果が上がらないのは、脳を使っていないからだと。

私たちには、「脳は、使えば使うほど、課題に対する成果が上がるもの」だ、という考えがしみついているようです。

このセリフの、「脳」の部分を「胃」に置き換えてみると、「胃は、使えば使うほど、課題に対する成果が上がるもの」となります。

そんなわけないですよね。胃を酷使したら、もたれますし、炎症を起こして潰瘍になってしまうことだってあります。

脳も同じように、**ただやみくもにたくさん使えばいいわけではない**のです。

脳の使い方には原則がある

胃は「腹八分目」、肝臓は「休肝日を設ける」といった感じで、脳にも使い方の原則が2つあります。

1つ目は、損傷した脳が回復するリハビリテーションの場面から明らかになります。脳のリハビリテーションとは、簡単に言うと、損傷して使えなくなってしまった脳がやっていたことを、残った脳に代行させることです。

右手を動かす脳が損傷されたら、左手を動かす脳を使って右手も動かせるようにすることを目指すわけです。

このリハビリテーションの過程で、興味深い現象が見られます。

私たちヒトは、右手を動かす脳は左側に、左手を動かす脳は右側にあります。

例えば、左の脳が損傷して右手が動かない患者さんがいるとします。この方の脳の働きを、「近赤外光脳計測装置」という、脳の活動を可視化する機械を使って見てみます。

すると、治療をする前は、動かなくなった右手を動かそうとしたときには、脳全体が活発に働いている様子が映ります。まさに、動かない右手を動かすために、脳のエネルギーが総動員されている感じです。

ところが、リハビリテーションの治療が進むと、この脳の働き方が変わります。同じように右手を動かしたときの画像を見ると、特定の場所だけが活発になっていて、その他の部位はあまり働いていません。右手を動かす能力が高まったので、脳の使われる部位が減ったのです。

このように、私たちの脳には、**能力が高くなるほど、使われる部位が限定されていく**、という原則があります。

脳全体を使っていたときが「ムダづかい」状態とすれば、使われる部位が減ったときが効率よく脳を使えるようになった状態です。

脳の使い方は一人ひとり異なる

もう1つの原則は、優れた能力を持った達人の脳の働きから明らかになります。

そろばんの達人と素人が暗算をしているときの脳活動の比較をした研究では、素人のほうは左半球の運動前野と頭頂葉が活性化しましたが、達人はそれに加えて、右半球の運動前野と頭頂葉が活性化していました。

左右両方の運動前野と頭頂葉が活性化した、ということから、達人は、暗算をしているときに脳の中で、イメージでそろばんをはじいていたことが推察されます。

さて、そのそろばんの達人は、「暗算」というそろばんに関係が深い課題ではなく、まったく関係がない課題をしているときでも、そろばんの課題をしているときと同じように、イメージを使う脳の部位が活発になりました。

このことから、私たちの脳は課題ごとに違う部位が使われるわけではなく、**どんな課題でも、自分が得意とする脳の使い方で臨む**、という原則があることがわかります。

どうせ自分の脳は、どんな課題に対しても、自分のやり方で臨む。

それならば、できないことに挑戦するのではなく、自分ができることだけをやっていくことが、自分の能力を最大限に活かすための近道です。

脳の仕組みにあった2つの使い方

2つの原則をまとめますと、

原則1：脳は、上達するほど使う場所が少なくなる

原則2：脳は、どんな課題でも同じやり方で臨む

これらの2つの原則から、私たちがやるべきことは、次の2つです。

1図 脳の使い方の原則

原則1

脳は、上達するほど使う場所が少なくなる

↓

脳の使う部分を減らそう!

原則2

脳は、どんな課題でも同じやり方で臨む

↓

自分のできることをやろう!

①脳の使う部分を減らす
②自分のできることをやる

この2つが、脳の仕組みにあった使い方です。

いかがでしょうか？　このように説明すると、「これでは頑張ったことにならない」とか、「サボっているような感じがする」という印象を持たれた方もいるかもしれません。

この2つが、なぜ私たちの能力を発揮させることに重要なのか、もう少し、詳しく見ていきましょう。

脳が力を発揮する鉄則「エラーレス・ラーニング」とは

あなたがこれから新天地で新しい生活をはじめるとします。新しい職場と新しい仲間に囲まれ、心機一転、自分の持っている能力を存分に発揮したいと思っています。
そこであなたは、次のうちのどちらの行動を選びますか？

A：今まで挑戦できなかった大きなことに挑戦をする
B：今までと同じように、自分が当然できることをする

あなたが能力を発揮できる正しい選択は、「**B**」です。

大きな挑戦をするときは、誰でも興奮します。テンションが高く、張り詰めた中で成し遂げたことは達成感も大きいので、自分の能力が高まり、大きく成長した気分になります。

ヒトは、大きな挑戦をしたときに大きく成長する。過去に成功を納めた経験がある人ほど、そんな認識をお持ちだと思います。

確かに、海外留学や起業など、大きな挑戦をしたことで大きく成長することはあります。ただ、海外に行ったり、起業をしさえすれば成長するわけではありません。

「大きな挑戦をすれば、大きく成長できる」と認識していると、常にもっと大きな挑戦をしなければならないという焦りが生まれ、頑張るほど空回りをして成果が上がらずに、疲弊してしまいます。

過去の自分が大きく成長できた理由は、単に大きなことに挑戦したからではなく、もっと大切な仕組みがうまくいっていたからです。

それは、**大きな挑戦の中の半分には〝当然できる課題〟が入っていた**、ということです。

脳を成長させるためにはエラーをしないこと

自分の能力を発揮するためには、当然できることをやったほうがいい。

これを証明する現象が、記憶のリハビリテーションにあります。

脳炎や交通事故などで、脳が損傷してしまい、その損傷が海馬《かいば》や側頭葉などの記憶を司る部位に及んでいると、記憶に障害が起こります。

自分の名前や家族の顔など過去の記憶を失ってしまう場合や、新しいことがない場合など、さまざまなタイプの記憶障害があります。

記憶障害のリハビリテーションには、古くから、単語などを記憶させて、少し後で思い出させる課題をひたすら繰り返す、という方法が使われていました。

覚えられなくても繰り返していれば、覚えられるようになる。つまり、難しいことに挑戦すればするほど回復する、という考え方だったわけです。

ところが、１９９０年代の後半に差しかかると、この方法が記憶の回復に有効ではないという考え方が出てきて、新しい記憶訓練が使われるようになっていきました。その新しい記憶訓練とは、「**エラーレス・ラーニング（誤りなし学習）**」です。

例えば、記憶障害の方に、50個の単語を覚えるという難易度の高い課題を与えて、ひたすらそれを繰り返したとします。

「大きな挑戦をすれば、大きく成長できる」ならば、成果が上がるはずです。しかし、50個の単語を覚える課題をいくら繰り返しても、思い出せる単語は5個程度で、それ以上増えていくことはありません。

そこで、この課題をエラーレス・ラーニングに変えてみます。

患者さんは、5個の単語を覚えることができる。つまり、単語を5個覚える課題は、当然できる課題です。

この当然できる課題に、1つだけ単語を足して、6個の単語を覚える訓練をすると、患者さんは6個の単語を覚えられるようになります。

このように、エラーが起こらないように挑戦していくことが、脳の回復には有効なのです。

能力を発揮するためには「ワクワク」が必要

エラーが起こらないほうが、能力が高まる。この仕組みをもう少し詳しく見てみましょう。

脳にエラーを起こさないように、当然できることをやる。これは、正しくは、**50%は当然できることだけど、残りの50%はやってみないとできるかどうかわからない**、という状況です。

例えば、赤ちゃんが、ガラガラを振って遊んでいる場面を想像してみてください。右手でガラガラを持って、左右に揺らすことでガラガラの音が鳴っています。ここで、振っていたガラガラが机にぶつかって「ゴン！」と音がします。赤ちゃんは、ピタッと動きを止めた後、今度はガラガラを机にぶつけて「ゴン！　ゴン！」と音を出す遊びをはじめます。

ガラガラを振ることは１００％経験済みです。ただ、このガラガラで物を叩くということは未経験。赤ちゃんの手にガラガラを渡して机を叩いて遊ばせようとしても、赤ちゃんは一向にできません。

そんな中、経験済みのことをしていたら、その延長線上で50％のエラーが起こりました。偶然、ガラガラで机を叩いたのです。

すると、「ん？　なんだ？」という好奇心が生まれ、またやってみたくなり、ワクワクしてきます。こうして、新しい学習ができたのです。

このように、50％はすでに経験済みだけど、残りの50％はやってみなければわからないという状況こそ、私たちの脳が最も力を発揮する課題設定であり、神経心理学では「**発達の最近接領域**」と呼ばれています。

「もうちょっとでできそう」とか「なんかやれそう」、「今までのやり方が通用しそう」という感じのとき、脳はワクワクやる気が出て、力を発揮するのです。

力を最大限に発揮できる「ハーフタスク」とは

やる気が出ないときは、「つまらない」とか「ムリ」と感じます。実はこれは、やる気がないのではなく、**課題の設定が間違っている**のです。

「つまらない」ことは、いつもしていることで、１００％経験済みの課題です。それをすれば、どんな結果になるかは１００％わかりきっていて、退屈な課題です。

これでは、脳はやる気になりません。

一方で、「ムリ」だと感じることは、それをしたらどうなるのか、１００％結果が読めない課題です。

先が予測できないことが多すぎると、ストレスを感じて、避けたくなってしまいます。もちろん、やる気は起こりません。

やる気が起こらないときに頭の中で「いやだな……。やめようかな。でも、やらないとな……」と考えている場合にも、脳のエネルギーはどんどん使われます。

これが、脳のムダづかいです。散々迷ってしぶしぶ体を起こすと、どっと疲れてしまいます。

このような事態を避けるには、課題の半分は経験済みにすることが有効です。

この〝半分は経験済みの課題〟を、「**ハーフタスク**」と呼びます。

脳の2つの原則にしたがってやるべき、

①脳の使う部分を減らす

②自分のできることをやる

という条件（25ページ）を満たしているのが、このハーフタスクです。

ハーフタスクは、仕事の量を半分にするという「量の調整」ではなく、作業内容の

2図 ハーフタスクの設定が成長のカギ

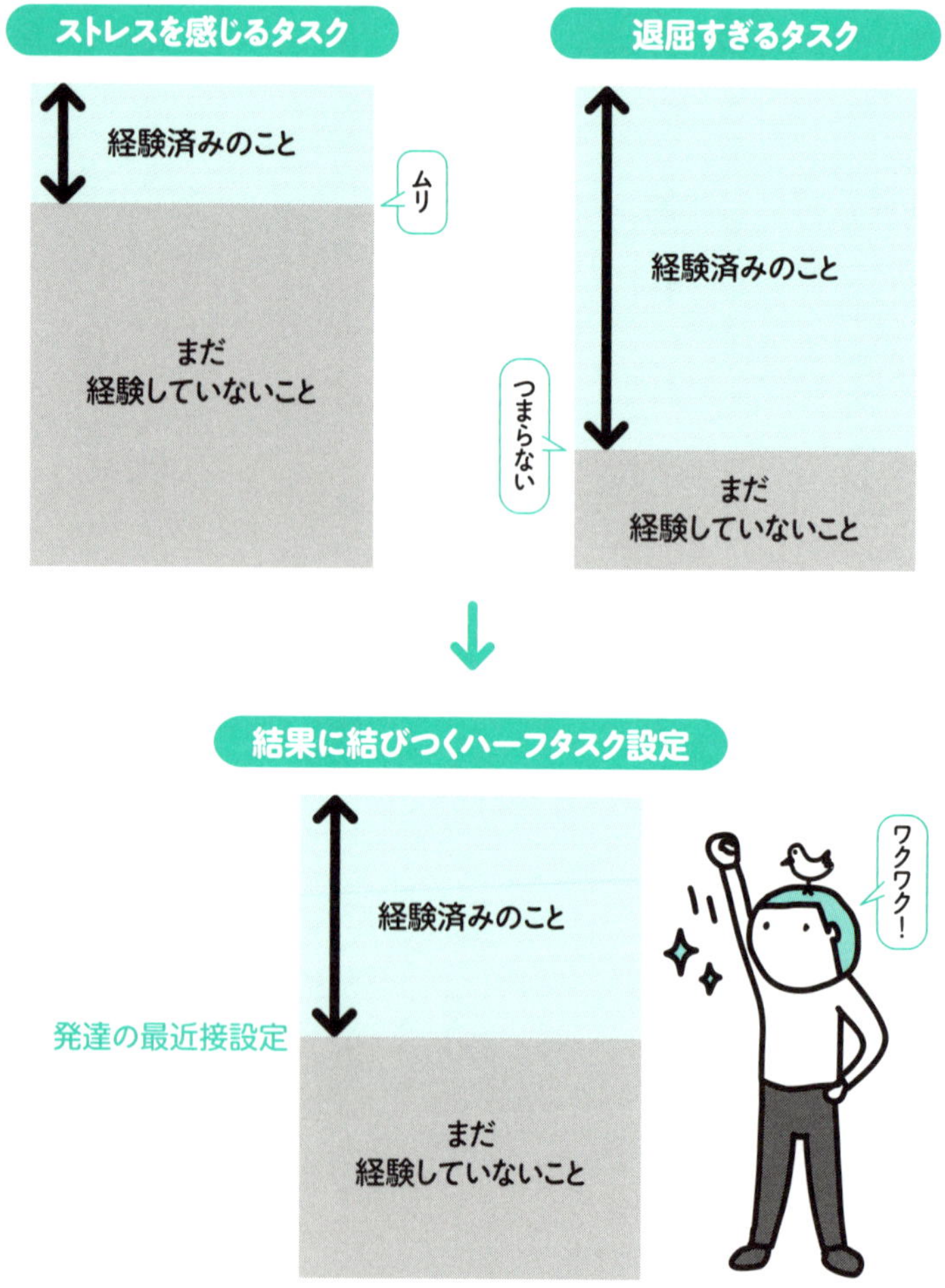

半分を経験済みにする「質の調整」をします。これが、能力を発揮させる最適な方法なのです。

デキる人は「ハーフタスク」をつくるのがうまい

仕事のデキる人や挑戦し続ける人は、「もうちょっとでできそう」という状況をつくる能力に長けています。

デキる人の成果だけを見ると、常に失敗を恐れず、大きな挑戦をして成功を収め続けているように見えます。

しかし、彼らは、挑戦し続けるだけのあり余るエネルギーがあるのではなく、**大きな挑戦を細かい課題に切り刻み、自分が経験済みのことと、まだ経験していないことを組み合わせる課題設定がうまい**のです。

私は、病院勤務時代にはさまざまな研究者に、また、起業後にはさまざまな起業家に会いました。

研究者の中には、1つの現象から複数の要素を見出し、効率よくデータを取得して臨床と研究を両立させる優秀な研究者がいれば、研究テーマが決まらずに、忙しい臨床に埋没する人もいます。

また、起業を目指す人の中には、いくつも会社を立ち上げて展開していく人と、夢はあるのにいつまでも具体的な行動に結びつかない人がいます。

なぜ、このような差が生まれるのでしょうか。

前者のデキる人たちには、共通点があります。それは、「**自分がやれることしかやらない**」ということでした。

彼らは、どんなに大きな挑戦であっても、その中から自分ができることを見つけて、それを自分の課題にすることがうまいのです。まさにこれが、「発達の最近接領域」をつくる能力です。

目標の半分を「経験済みのこと」にする

自分の能力を発揮するためには、目標に対してやるべきことを、うまく決めることが大切です。

やるべきことを決める基準は、**「半分は経験済みのことにする＝ハーフタスクにする」**、ということです。

ここで、例を2つ挙げてみましょう。

1つ目は、大きな挑戦をしなければならない場合です。

例えば、あなたが突然、町内会の役員をやることになったとします。会の進行や業務、予算の使い方など、未経験なことばかり。100％未経験な状態なので、気分は憂うつで、やる気は起こりません。

そこで、この町内会の役員という仕事の要素を分解して、その中から、自分がやったことがある作業に「似ている」仕事を探します。

・役員としての仕事を全うする（ムリ）
↓1つの役（例えば会計など）をやる（それもムリ）
↓そこで、経験済みの作業に「似ている」仕事を探す。例えば、議論した内容をまとめて議事録をつくるときに、記載内容をチェックして整合性をとる（これは普段の仕事でやっている作業）
↓この作業だけを集中してやる
↓役員としての仕事ができた！

この例のように、人事異動や地域活動、ＰＴＡなどで、過去に経験したことがないことをやらなければならないのは、自分にとって大きな挑戦です。

そんなときは、何から手をつければよいのか……と途方に暮れてしまいそうですが、仕事の要素を分解すると、必ずその中に、自分がやったことがある仕事に「似ている」仕事があります。

この仕事は経験済みなので、できるはず。つまり、100％の挑戦の中で、経験済みな50％をつくることができれば、その仕事は脳にとって、「発達の最近接領域」になります。

そうすれば、残りの50％の未経験の仕事にもやる気が出てくるのです。

デキる人たちが「自分のやれることしかやらない」と言っていたのは、**新しい挑戦の中から、「似ている」課題を見つけて取り組んでいる**、ということなのです。

当たり前のようなことでも、100％未経験の課題がある

2つ目の例は、「こうなりたいなぁ」と常に思っているのに、なかなか行動できない、という場合です。

例えば、あなたが、毎日家の中をきれいにしておこう、と思っているとします。やりたい気持ちはあるはずなのに、行動できず、片づけをはじめてみても続かないで、結局元通りになってしまう……。これは、掃除はしたことはあっても、家中きれいな状態を保つのは100％未経験という状況です。

そこで、「きれいにしたい」という中に、今現在していることの延長線上にある行動を探します。

・家中をきれいにしたい（ムリ）
↓1日1カ所ずつきれいにする（それもムリ）
↓台所だけでもきれいにする（それもムリ）
↓そこで、今していることの延長にある作業を探す。例えば、皿洗いはしている。その延長に台所のシンクを拭く作業があるので、シンクを拭くまでを皿洗いとセットにする
↓皿洗いのついでにシンクを拭くだけをやる
↓毎日きれいにできた！

この例のように、整理整頓、早寝早起き、ダイエットなど、**当たり前にできそうなことだけど、実際にはなかなか実現できないことも、実は100％未経験の課題**です。

先程の役員の例と違うところは、過去に何回かチャレンジしたことがあるので、時間の余裕ができたときや、実行している人の話を聞いたときにできそうな感じがして、やる気になるところです。

ところが、途中でパタッとやる気がなくなってしまい、結局、達成はできない。

完璧なゴールを目指せば、何回チャレンジしたことがあっても、それは100%未経験な課題になってしまいます。

そこで、すでに今やっていることの後に、1つだけチャレンジすることをくっつけて、ついでにやるようにすると、50%は経験済みで、新しい課題が50%追加され、成果が上がるのです。

脳のムダづかいをやめるだけで、勝手に成果が上がる！

ハーフタスクは、私たち、リハビリテーションの専門家が、脳の治療をするときに活用します。

また、ビジネスの世界でも、デキる人は、自然にハーフタスクをつくるスキルを身につけています。

ところが、理屈はわかっても、すぐに1人で実行するのは難しい。

そこで本書では、ハーフタスクをつくるスキルを身につけなくても、**毎日ただ生活しているだけで、脳の中で勝手にハーフタスクがつくられる方法**を紹介していきます。

それが、「脳のムダづかい」をやめることです。

脳にとっては、普段通り生活をすることも、何もしないでボーッとすることも、そのすべてが課題（タスク）です。新たな挑戦をハーフタスクにすることにより、毎日のタスクすべてがハーフタスクになるように仕向けるほうが、最大限の力を発揮する近道となります。

脳が勝手に成長する仕組み

これまでの話をまとめると、脳の使い方の原則は次の２つ。

原則１：脳は、上達するほど使う場所が少なくなる
原則２：脳は、どんな課題でも同じやり方で臨む

この２つの原則に基づき、毎日の生活の中で、脳のムダづかいを減らしていけば、脳の中でハーフタスクがつくられる。

すると、私たちのやることすべてが「発達の最近接領域」になり、好奇心が湧いてワクワクやる気が出る。そして、やりたいことに力が発揮できるようになる。

3図 脳が勝手に成長する仕組み

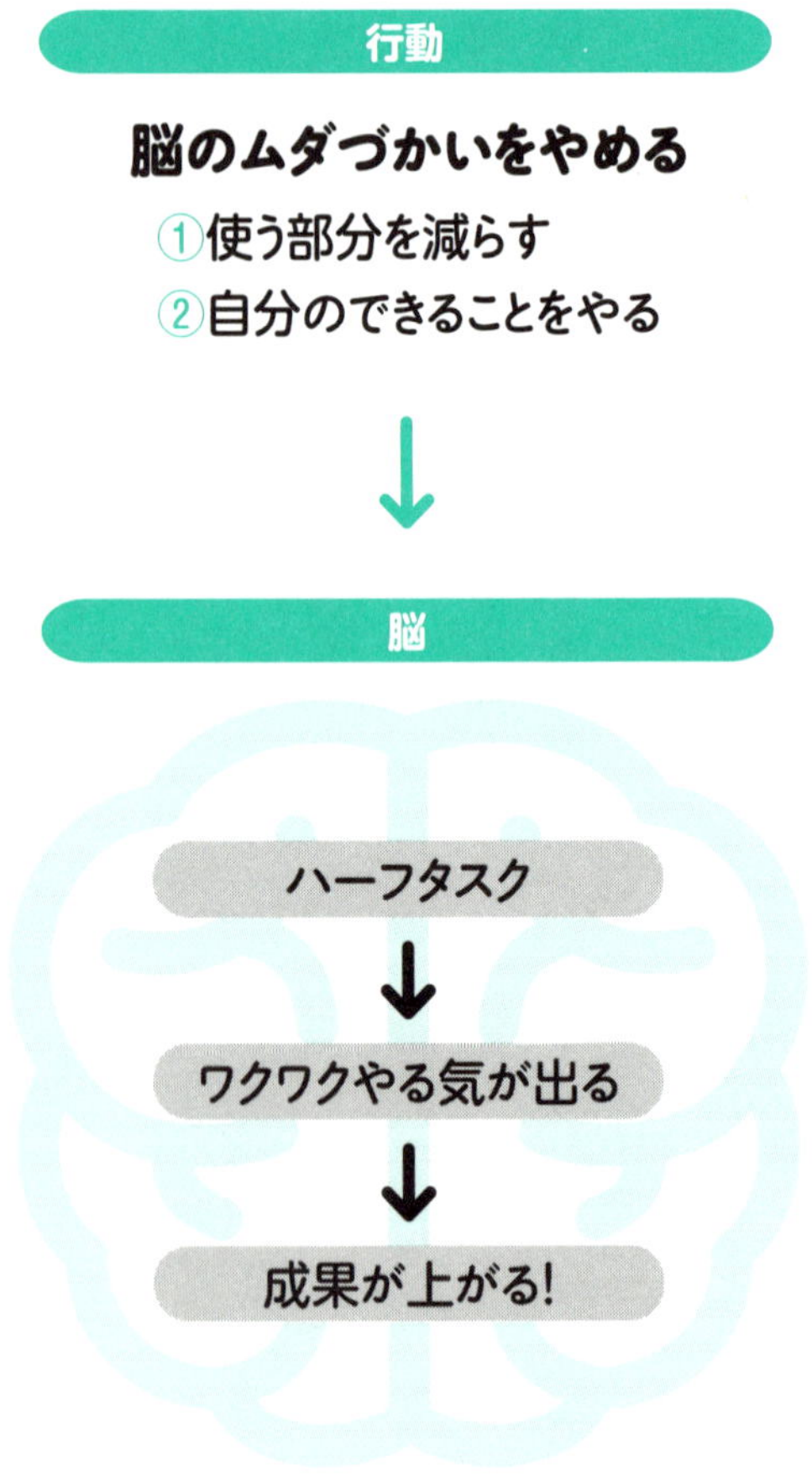

このような仕組みをつくるのが、本書の目的です。
あなたがやることは、ムダづかいをやめることだけ。
ムダづかいをやめれば、

ハーフタスク→ワクワクやる気が出る→成果が上がる！

というサイクルが、脳の中で自動的につくられるのです。

感情、生理現象、注意のムダづかいをやめる

本書でやめるムダづかいは、次の3種類です。

- **感情のムダづかい**
- **生理現象のムダづかい**
- **集中力のムダづかい**

感情のムダづかいは、私たちが普段使っている「**言葉**」が原因で起こります。

少し言葉を変えるだけで、脳がムダに感情にエネルギーを使ってしまうのを防ぐことができます。

生理現象のムダづかいとは、ドキドキ緊張したり、冷や汗をかいたり、リラックスして体の力が抜けるなど、体の反応のムダづかいです。

緊張しなくてもいいときに緊張したり、シャキッとしなければいけないときにリラックスしすぎてだらだらしたり……と、体の反応が場面にそぐわないと、私たちの能力はグッと下がってしまいます。

この生理現象を司っているのは、「**自律神経**」です。この自律神経のタイミングをうまく合わせていけば、ムダなく力が発揮できます。

集中力のムダづかいは、脳に情報を入れすぎると起こります。

脳は、どうでもいい情報でも、大切な情報と同等に「**注意**」します。この注意に使われるエネルギーのムダを省けば、大切なことに集中力を発揮できます。

脳にムダな情報を入れないことで、注意のムダづかいをなくします。

2章から、それぞれの具体的な方法を見ていきます。

その前に、今のあなたが、どんな脳のムダづかいをしているのかを次ページ以降でチェックしてみましょう。

あなたの脳のムダづかいチェック！

脳がエネルギーをムダづかいしていると、目覚めている度合いである「覚醒度」が低下します。脳の覚醒度が低下すると、ボーッとした低覚醒になるか、反動で過覚醒になります。

低覚醒の状態は、ボーッと集中力を欠いていて、うっかりミスをすることが多いです。注意しなければならない場面で考え事をしていたり、作業をはじめなければならないのに気力が湧かなくなります。感動することが減ってしまい、どうでもいい気分になって、考えることが面倒になります。

低覚醒は、いかにもやる気が起こっていない様子なので、うまくいっていないのがわかりやすいと言えばわかりやすいです。やっかいなのは、低覚醒より多い過覚醒の状態です。

過覚醒は、脳がボーッとしてしまうのを無理矢理目覚めさせようとしている状態です。一見して忙しく動き回っているように見えますが、どの行動にも詰めが甘く、中途半端で、うっかりミスも多くなります。

落ち着きがなく、気分のムラも大きく、やる気になっているかと思ったら、パタッと気力がなくなってしまうことがあります。

低覚醒状態に比べて、こちらはボーッとしている自覚がないので、頑張っているはずなのに、失敗ばかりで、さらに焦って頑張ろうとする、という悪循環にはまってしまいます。

自分の脳の覚醒度は自覚しにくいので、日常的に次のような様子がないかをチェックしてみましょう。

☑気づくと口が空いている

脳の覚醒度が低下すると、筋肉の緊張が低下し、姿勢が悪くなり口が空いてしまいます。

筋肉の緊張を司るセロトニンという物質は、脳の覚醒にも大きな役割を持っています。それは、急な出来事にびっくりしないように、ゆるやかに脳を目覚めさせておくことです。

脳のムダづかいでセロトニンが減ると、ボーッとして集中力を欠くうえに、急な出来事にいちいち動揺してイライラします。そして、そのときは、筋肉の緊張が弱まっているので、口が空いています。

例えば、電車に乗っている間などの隙間時間で、ネットサーフィンやスマホゲームをしている人を見てみてください。口が閉じられていません。

これは、仕事の合間にやっとできた休息中に、どんどん情報を詰め込んだので、脳が大量にエネルギーを消費しているサインです。

☑レジに並ぶとき、間がもたない

レジに並ぶたった1分程度の時間でも間がもたずに、スマホを見たり、イライラしたりすることはありませんか？

刺激に対して反応するドーパミンという物質は、分泌された前の行動を強化する特徴があります。つまり、映像や音楽などの刺激を受けると、見続ける、聴き続けるようになるのです。

このドーパミンには、離脱症状があり、脳がしばらく情報にさらされた後、何もない「間《ま》」ができると、落ち着かなくなってしまいます。

本当に必要なこと以外にたくさんの情報を脳に入れていると、このドーパミンの作用によって、待つことができず短気になってしまいます。

☑会話中に別のことを考える

相手が自分に話しかけているのに、返事はしていても上の空。生返事をしたり、会話中に全然関係ないことを考えて会話に集中できなくなったら、これも、脳のムダづかいによるものです。

脳があまりにも使われすぎると、脳の中に溜まった情報を整理する「デフォルト・モード神経回路」が働きます。

この神経回路は、本来は、脳内の情報を整理して、必要な情報をつなぎ合わせて「ひらめき」を生み出す魅力的な働きを持っているのですが、ムダづかいで脳に情報が入りすぎると、話を聞かなければならない場面でも、頭の中のまとめ作業がはじまってしまいます。その結果、上の空になるのです。

これは、うっかりミスの原因にもなるので注意が必要です。脳は、たくさんの情報でパンパンになったからまとめようとしただけで、間違ったことはしていません。私たちがムダづかいをしたから、脳の働きが裏目に出てしまうのです。

☑動く前に「よし!」と声を出す

動き出すたびにいちいち気合いを入れるような声を出していたら、脳の覚醒はかなり低下しています。

脳は、声を出すと一時的に覚醒するのですが、すぐにまた低下します。そのため、いちいち「よし!」と声を出すのですが、作業がはかどるわけではなく、結局何にも手をつけられていない、ということになってしまいます。

やたら口数が多くなったり、大きな声で話すようになるのも、同じです。これらは、脳がなんとか覚醒を保とうとしているサインですが、周りにいる人からは、口ばかりで何も進んでいないように見えるので、かなり印象が悪くなってしまいます。

☑気づいたら季節が変わっている

気温や湿度の変化を体が感知できなくなると、気づいたら夏が終わっていて、着る服がないなど、季節の変化に準備が遅れてしまいます。

体の生理反応である自律神経の活動は、季節に合わせて調整されます。季節の変化に、自律神経の調整が間に合わないと、季節の変わり目に体調を崩したり、気分が落ち込んだり、逆にハイテンションになりすぎることがあります。

自律神経活動のタイミングがずれると、せっかく季節に合わせようとしている体の反応がムダに終わってしまうのです。

いかがでしたか？

私たちの脳の状態は、日常のちょっとしたことに表われています。サインをキャッチしたら、しっかりムダづかいを減らしていきましょう。

あなたの脳の
ムダづかいチェック！

CHECK

気づくと口が空いている

仕事の合間にネットサーフィンやスマホゲームをしているとき、口が空いてしまうのは、脳がエネルギーを消費しているサイン。

レジに並ぶとき、間がもたない

本当に必要なこと以外にたくさんの情報を脳に入れていると、待つことができず短気になってしまう。

会話中に別のことを考える

脳に情報が入りすぎると、話を聞かなければならない場面でも頭の中のまとめ作業がはじまってしまい、上の空状態に。

動く前に「よし!」と声を出す

声を出すと一時的に脳が覚醒するが、実際は作業がはかどるわけではなく、結局何にも手をつけられていない、ということに。

気づいたら季節が変わっている

自律神経の調整が間に合わないと、季節の変わり目に体調を崩したり、気分が落ち込んだり、ハイテンションになることがある。

2章

脳のムダづかいをやめる習慣①
「言葉」を変える

「ガラッと変えたい！」と思うと いつまでも変われない

自分の能力を高めようと思ったら、何か新しいことにチャレンジしようと考えるでしょう。新しいことに取り組むときに、なかなか継続しない人や、結局先送りしてしまう人には共通点があります。

それは、**難しいことにチャレンジして、これまでの生活からガラッと変えようとすること**です。

あなたは、難しいことや、一度にいくつものことにチャレンジして、結局続かなかった……ということはありませんか？

「ガラッと変えたい！」と思ったときは、ハイテンションになり、期待感が強まります。そして、続かなかったときにガクッと落胆します。

この感情の起伏に、脳の大量のエネルギーが使われるのです。

これが、脳のムダづかいです。このエネルギーをもっと大切なことに使うことができれば、大きな成果が上げられたはずです。

ふとしたときに、「違う自分になりたい欲求」がふつふつと湧いてきて、一気に変えたい！　と盛り上がって、落胆する。とても非効率な脳の使い方ですが、私たちはなぜ、この「ガラッと変えたい！」欲求を持つのでしょうか。

実はこれには、普段使っている言葉が関係しています。次項で詳しく見ていきましょう。

「いつも」と「ばっかり」は脳をムダづかいする

「ガラッと変えたい！」と考える人には、共通する口癖があります。

それは、「私はいつもダメだ」「失敗ばっかりする」……というように、**「いつも」と「ばっかり」**という言葉です。

「いつも○○」「○○ばっかり」という言葉は、感情的な表現で、感情の記憶を強化します。

感情の記憶は、脳の中で、事実の記憶のまわりにへばりつくように関連づけられています。

脳は、睡眠中に、この余分な感情の記憶を消去して、翌朝には、余分なことは忘れてスッキリとした気分で目覚められるようにしています。脳には、ムダな感情をそぎ落としてくれる便利な機能があるのです。

ところが、私たちが口に出す「言葉」は、このムダな感情の記憶を強めて定着させてしまいます。

例えば、あなたが早起きをして、朝活をはじめたいと思ったとします。翌朝から4時に起床しよう！　と張り切ってみたものの、4時に目覚ましを止めたはずなのに、結局起きられたのはいつも通りの朝7時。

そんなときにがっかりして、「いつも朝起きられずに二度寝をしてしまう」と口にしたとします。

起きられなかったことへの挫折の感情記憶があるうえに、**「いつも朝起きられずに二度寝をしてしまう」**と口に出すと、挫折の感情が強まり、「自分は意思が弱い」などと考えるようになります。

このように、**言葉で負の感情を強めていると、「今度こそはガラッと変えたい！」という欲求が高まり、悪循環にはまってしまいます。**

✦事実だけを言葉にすれば、成長できる

そこで、「いつも朝起きられずに二度寝をしてしまう」というセリフから「いつも」と「してしまう」を削ってみます。

すると、「朝起きられずに二度寝をした」となります。これは、まぎれもない事実です。

事実だけを口にしていれば、ムダに感情記憶を強めることなく、失敗したときの感情記憶は、脳が睡眠中に消去してくれるので、淡々と目標に向かうことができます。

例えば、私は、クリニックで睡眠の相談を受けているときに、患者さんが朝起きられないと困っていたら、「明日は、起きられなくてもいいので、まずカーテンを開けて明るいところで二度寝をしてみましょう」とお伝えします。

朝、起きられない人が早起きするとなると、実行はなかなか難しそうですが、明るいところに移動して二度寝するのは、なんとかできそうです。

4図 感情表現で事実がゆがめられる

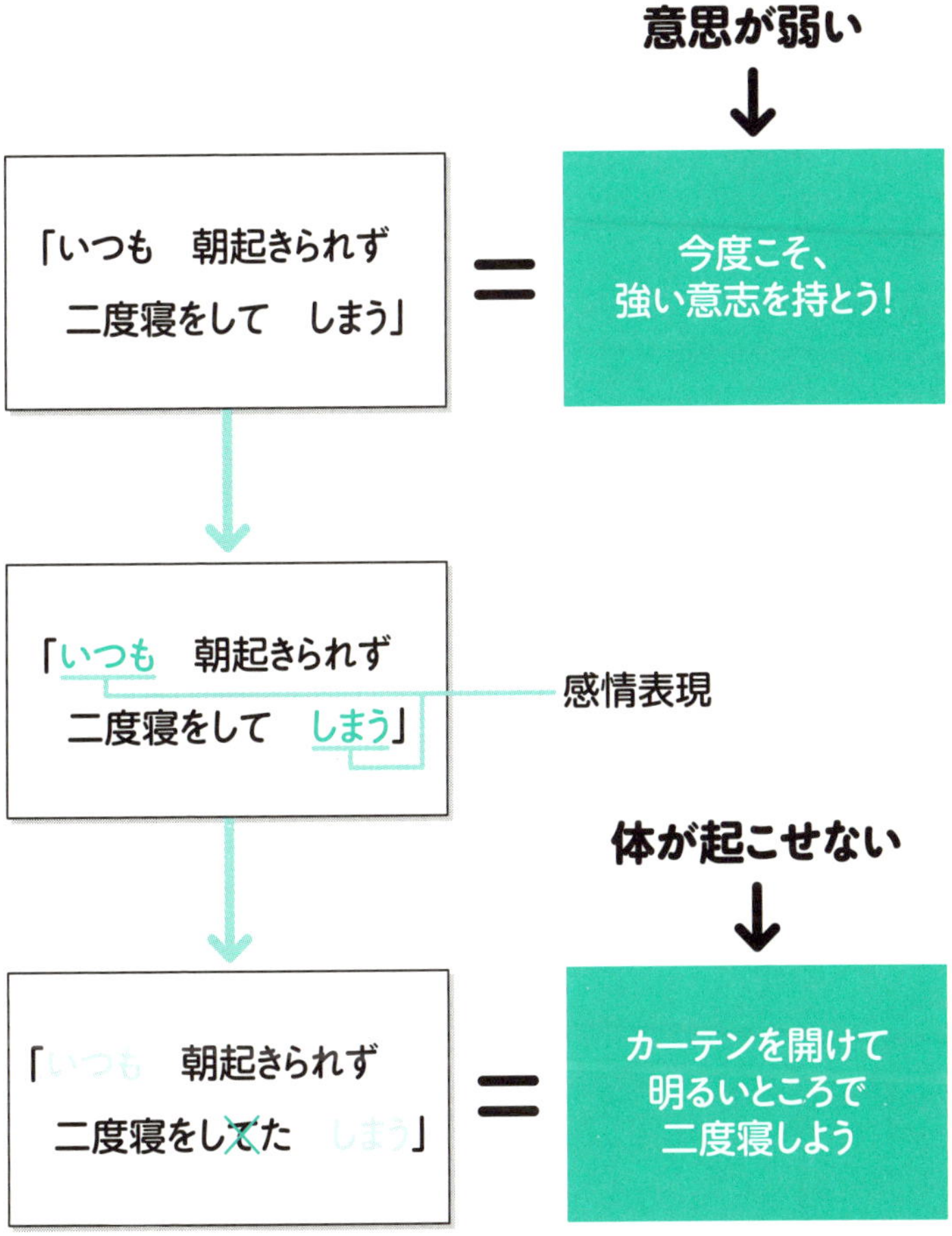
意思が弱い
「いつも　朝起きられず
二度寝をして　しまう」
今度こそ、
強い意志を持とう！
感情表現
「いつも　朝起きられず
二度寝をして　しまう」
体が起こせない
「いつも　朝起きられず
二度寝をしてた　しまう」
カーテンを開けて
明るいところで
二度寝しよう

患者さんは、「できそうです」と言って帰りましたが、次の外来に来たときに開口一番、「結局、いつも起きられませんでした」と言いました。

お話をよく伺うと、起きたい時間に目覚めてカーテンを開けることができた日が平日に2日ありました。そのことを指摘し、その日の相談を終えると、最後に「今までは何をやってもダメだったけど、できたことがあるっていいですよね」と言って帰りました。

「いつも」と言ったのは患者さん本人なわけですが、その自分の言葉が、目標を達成できた2日を帳消しにしてしまっていたのです。事実を正確に振り返られれば、確実に前進できます。

「いつも」「ばっかり」が目標達成の邪魔をする

「いつも」だけでなく、「○○ばっかり」という言葉でも、同じことが起こります。

例えば、仕事中の耐えがたい眠気で困っている患者さんが、「会議のときは眠ってばっかりいます」と言いました。

私は、まず眠気が出ている時間帯を整理することが大切なので、「何時くらいが一番眠いですか？」と問うと、「いや、いつも寝てばかりですから、時間によって差はないです」とのこと。

ところが、眠気の時間を図に描いて説明していくと、「ああ、夕方の時間は眠くないです」と話すので、この時間帯に眠気がなければ、睡眠のリズムはそれほど悪くないと伝えました。

すると、その患者さんは、「安心しました。今日提案してもらったことを早速やってみます」と言って帰りました。

患者さんは、「ばっかり」と言ったことで、眠気がない時間帯を、すっかり頭の中から消してしまっていたのです。

「いつも」や「ばっかり」という言葉は、小さなことが達成できたとしても、すべてなかったことにしてしまいます。

普段、よく口にしている方は、ご注意ください。

この2つの言葉を使わずに、事実だけを口に出してみると、自然に気持ちが軽くなるのがおわかりいただけるはずです。これが、ムダに感情記憶を強めずに済んだサインです。

脳が事実を把握できれば、できたことを発見でき、それをもとにハーフタスクをつくることができます。そうすれば、自然にワクワクやる気が出てきます。

まずは、「いつも〇〇」と「〇〇ばっかり」の2つの言葉をやめてみましょう。

脳は独り言を言うと、行動をリハーサルする

言葉は、私たち自身の脳の使い方に大きく影響します。

私たちは、普段、相手に意思を伝えるために言葉を使っていますが、言葉は、伝える以外の役割も果たしています。

その役割とは、**自分の行動を脳の中でリハーサルする**ことです。

例えば、「独り言」を言うこと。これは、誰に伝えるでもなく、自分の作業を確認したり、考えをまとめるために行なわれます。

独り言を有効活用しているのが、「指さし確認」です。病院でも、職員がベッドを離れる際に「ベッド柵よし！」と指をさして確認することがよく行なわれますが、ミスが起こらないように、口に出して自分の行動を確認しているのです。

本項では、自分がした行動を確認する独り言ではなく、これから行動することをつぶやく独り言の効果に注目します。

言葉と密接に関連する「ブローカ野」

なぜ、「言葉」で自分の行動のリハーサルができるのでしょうか？　それを知るために、ヒトの脳が言葉を獲得してきたルーツを見ていきましょう。

私たちヒトが言葉を話すために、大きな役割を担っているのは、脳の前頭葉後下部にある「**ブローカ野**」と呼ばれる部位です。19世紀に、この部位が障害されたことで失語症になった例を報告したフランスの外科医ピエール・ポール・ブローカ氏の名前が由来となっています。

このブローカ野は、言葉を獲得したヒトで大きく発達している部位であり、言葉を使うことは、私たちヒトと他の動物とを区別する特徴でもあります。ヒトのブローカ野は、サルの脳では「F5野」と呼ばれる部位に当たります。

5図 ヒトのブローカ野はサルのF5野に当たる

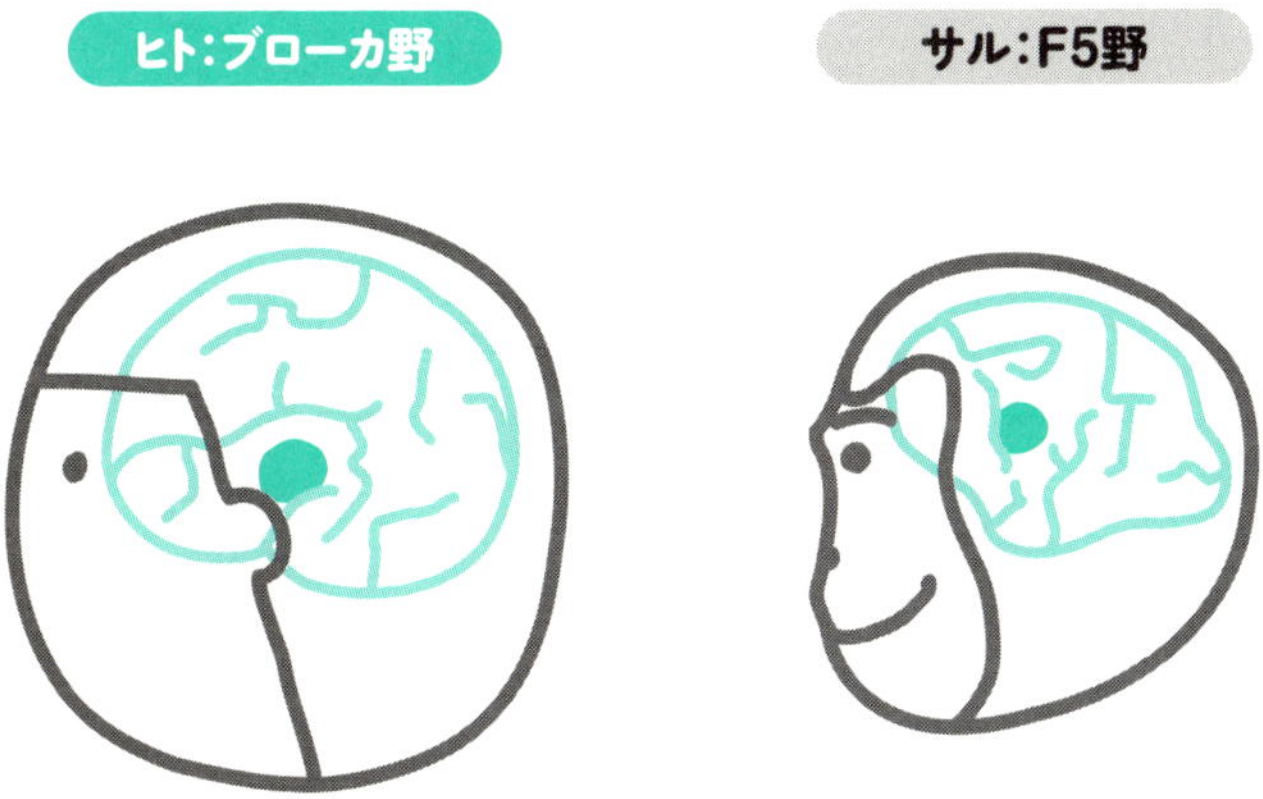

サルの脳のF5野に存在する神経群は、「**ミラーニューロン・システム**」と呼ばれています。この部位には、自分の動作を組み立てる働きがあります。

例えば、サルが自分の手で餌を取り上げる動作をするときに、この部位が活性化します。

それだけではなく、他のサルが餌を手にしているのを見たときにも、この部位は活性化することが明らかにされています。

つまり、他者の動作を見たときに、自分の体は動いていないのですが、脳の中では、あたかも自分も同じ動作をしているかのように神経活動が起こるのです。

ちょうど鏡に映った自分を見ているような反応であることから、「ミラーニューロン・システム」と名づけられました。

私たちヒトでも、人の真似をしたり、動作を観察したときに、ブローカ野と体を動かす運動野が活発になることが明らかにされています。言葉を話す役割を担うブローカ野は、私たちの行動と密接に関係しているのです。

言葉は動作を予測する役割を持つ

私たちが他人の動作を見ただけで、脳の中で動作を真似ることには、どんな意味があるのでしょうか？

例えば、優秀なビジネスマンと行動を伴にする「かばん持ち」という慣習がありま す。これは、優秀な人の行動は、言葉で説明されるよりも、一緒に行動して立ち居ふるまいを観察したほうが覚えられる、という経験から行なわれています。

「かばん持ち」をしていると、普段のしぐさや物言いが、一緒に行動していた人にだんだん似てきます。一流の人と行動を伴にすれば、一流の人のようにふるまうことができるということです。

他人の動作を見ただけで、脳の中で同じ動作がリハーサルされれば、いざ自分が行動しようと思ったときに、どんな動きをすればよいか、予測が立ちます。

予測が立っていれば、脳内では一度経験した行動なので、その行動は、半分は経験済みのハーフタスクになります。一流の人と行動を伴にできる環境は、私たちの脳が成長するためにはとてもいい環境なのです。

では、自分の身の周りに一流の人がいない場合はどうすればいいでしょうか？

そこで、言葉が役に立つのです。

見て学ぶミラーニューロン・システムの一部は、ヒトの場合、言葉を話すブローカ野と同じ。ブローカ野は、動作を順番通り並べる役割を担っていて、私たちがこれからやろうとしていることを言語化する（つぶやく）と、行動するために必要な動作が、脳の中で順番通り並べられて、リハーサルされるのです。

6図 言語化には2種類ある

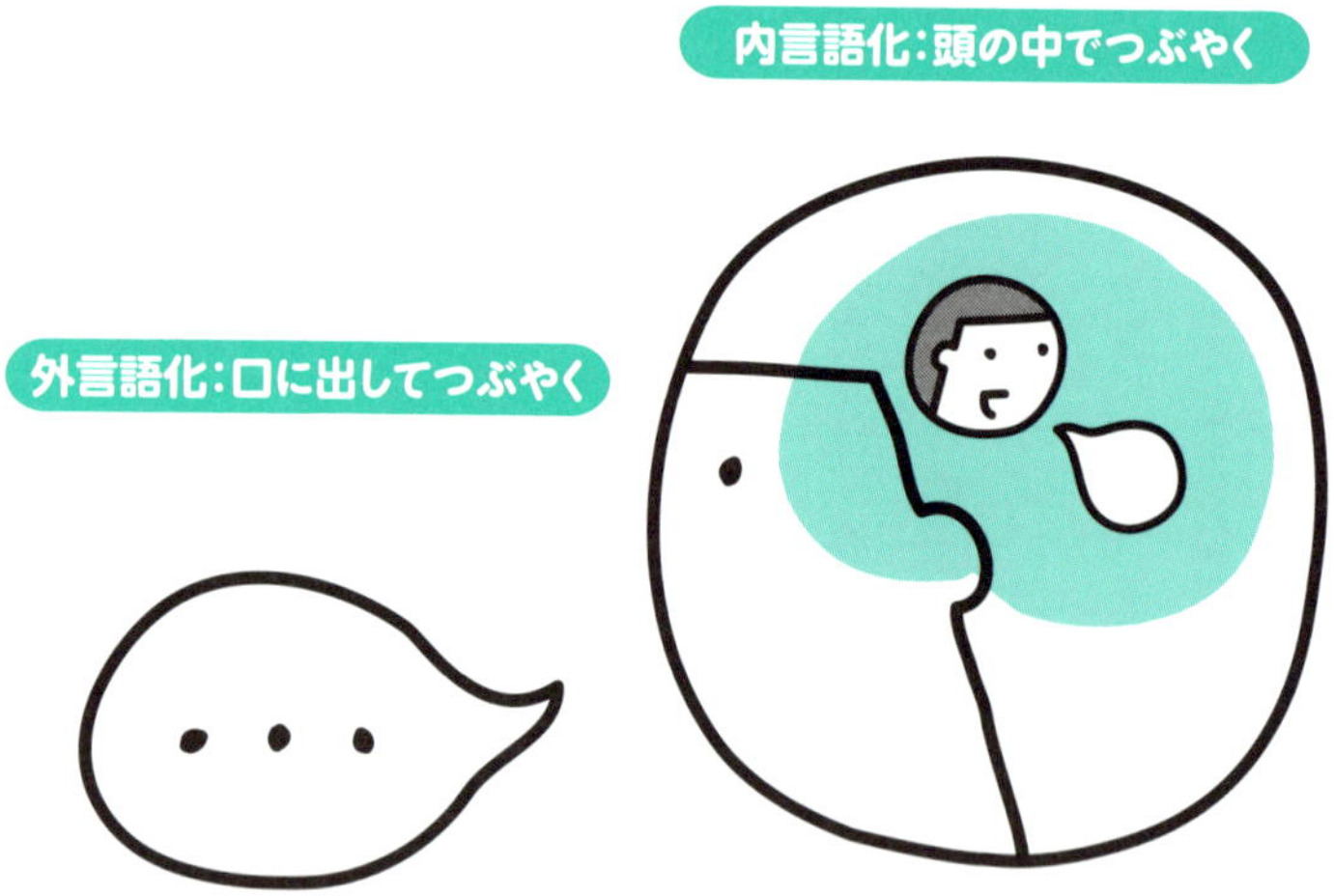
内言語化：頭の中でつぶやく
外言語化：口に出してつぶやく

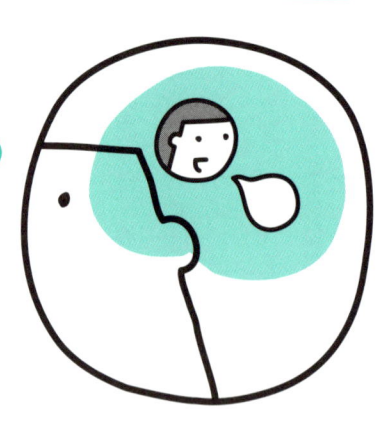

言葉を口に出したときは「外《がい》言語化《げんごか》」、頭の中だけでつぶやいた場合は「内言語化《ないげんごか》」と呼ばれます。

やろうと思っていることをつぶやく。これなら、一流の人がそばにいなくても、簡単に実行できますね。

言語化を使いこなして、手軽に自分の力を発揮しましょう。

言語化は、何をつぶやくかが重要

言語化を上手に活用するためには、つぶやく言葉に注意しなければなりません。

例えば、スポーツの練習場面では、こんなことがあります。

選手がテニスのサーブの練習をしているとします。相手がレシーブしにくく、なおかつアウトにならないために、ラインぎりぎりに入るように練習します。

「とにかく反復すれば上達する」という考え方に基づけば、何回もサーブを繰り返し打ち込みます。コーチからは「ラインぎりぎりに入れろ！」と声がかかります。

繰り返すほどにサーブが入る確率は上がりますが、たくさんの時間とエネルギーが消費されます。

そこで、今度は、サーブを1本打って、そのサーブが狙いよりどの方向に、どのくらいずれたかを発言してみます。

「右に20㎝ずれた」と発言をすると、次のサーブは狙いに近づき、さらに発言してサーブをすることを繰り返すと、ラインぎりぎりに入るようになります。

これは、自分の動作の具体的な誤差を発言すると、ブローカ野によって、修正された動作が並べられ、リハーサルしてから次の動作をするので、効率よく動作の精度が上がる、という現象です。

ここで重要なのは、「右に20㎝ずれた」という具体的な表現をしたことです。

私たちは、日常生活でやるべきことになかなか手をつけられずにいると、頭の中で「やらなきゃ」とあいまいな言語化をしがちです。

これは先程のテニスの例では、「ラインに入れなきゃ」とつぶやいているのと同じで、これでは動作はなかなか修正されません。

「やらなきゃ」でなく「書類をつくる」という具体的な言葉が大切

そこで、例えば「書類をつくる作業にとりかからないと」と思ったら、「書類をつくる」と口に出してみましょう。すると、今までぐずぐず考えていたのがウソのように、体が自然に書類づくりにとりかかります。

言語化を使う重要なポイントは、**行動する前に、具体的な行動を言葉にする**ということです。

やらなければならないのはわかっているのに、なかなかとりかかれないというときには、言語化をしてみましょう。先延ばしをしていた自分が変わるはずです。

まずは、実際に口に出す「外言語化」からはじめるのがおすすめです。

外言語化は、実際に音声になって耳から聞くというフィードバックがあり、脳の中でリハーサルをするだけの十分な情報を届けることができます。

言語化は、具体的になればなるほど、行動化できます。

「書類をファイルにとじる」

「領収書の金額を打ち込む」

「皿を洗う」

など、やることを口に出す。

さらに、やった後どうなるか、ということも付け加えると、より効果的です。

「書類をファイルにとじると、ファイルが分厚くなる」
「領収書の金額を打ち込むと、机の上の領収書がなくなる」
「皿を洗うと、流しが空になる」

ここで注意することとは、**「ちゃんと」とか「しっかり」という感情的な表現を使わない**ことです。あくまで事実だけをつぶやくと、脳はとてもリハーサルしやすくなります。

口に出して行動する、ということに慣れてきたら、頭の中でつぶやくだけの「内言語化」でも、同等の効果が得られます。

まずは、家事など、口に出しても大丈夫な場面でつぶやいてみて、上達したら、会社や周りに人がいるところで、頭の中でつぶやいてみましょう。

この話を研修でしてみたところ、企業の管理職の方が「実践して変化がありました」と、後日話してくれました。

彼は、興味が湧く仕事には高い集中力が出せるのに、書類作成のような単純作業は先延ばしにしてしまう傾向がありました。

そこで彼は、外言語化を試し、すぐに実行できたので、今度はやるべきことを具体的にメールに書き、自分自身に送るようにしたそうです。すると、仕事が溜まることがなくなった、とのことでした。

これも1つの言語化です。

みなさんも、自分のやりやすい方法で試してみてください。

やることをつぶやくと、やめたいことがキッパリやめられる

脳のムダづかいは、やりたいことがなかなかはじめられないときだけでなく、やめたいのにやめられないときにも起こります。

例えば、テレビをいったんつけると、特に観たい番組があるわけではないのに消せなくなって、夜遅くなってしまう……という場合です。

「またムダに過ごしちゃった」というマイナスの感情が生まれ、そこに、脳のエネルギーが使われてしまいます。

そんなときにも言語化が役立ちます。

これから何をするのかをつぶやくと、脳の中に行動のゴールができるので、ゴールしたらいったん区切ることができます。

例えば、「○○を観る」と言ってテレビをつけると、その番組が終わったらあっさり消せます。サッカーの試合が観たい！　と思っていたときに、試合終了後、だらだらテレビを消せなくなることはほとんどないはずです。

これから何をするのかを言語化すれば、やめたいことはキッパリやめられます。

スマホが手放せないという方も、試しに何を検索するのかをつぶやいてから検索してみてください。用事が済んだら「終わった」と一段落した気持ちになり、次の行動に移ることができます。これで、ムダづかいをしなくても済みます。

ボトムアップ型は具体的に、トップダウン型はメタファー言語でつぶやく

人には脳の使い方のタイプがあります。

脳の使い方は、手順通りに行なってゴールを目指す「**ボトムアップ型**」と、ゴールのイメージを描いて行動する「**トップダウン型**」の2つに大きく分けられます。

例えば、あなたが旅行の計画をするとします。

あなたは、日程や交通手段を調べて行き先を絞っていきますか？　それとも、ここに行きたい！　と、頭の中でそこに行った自分をイメージしますか？

前者がボトムアップ型、後者がトップダウン型です。

先程お話しした、行動を具体的に言語化する方法は、ボトムアップ型の人に向いています。具体的な手順が順番通り並べられることで、行動できるタイプだからです。

7図 ボトムアップ型とトップダウン型

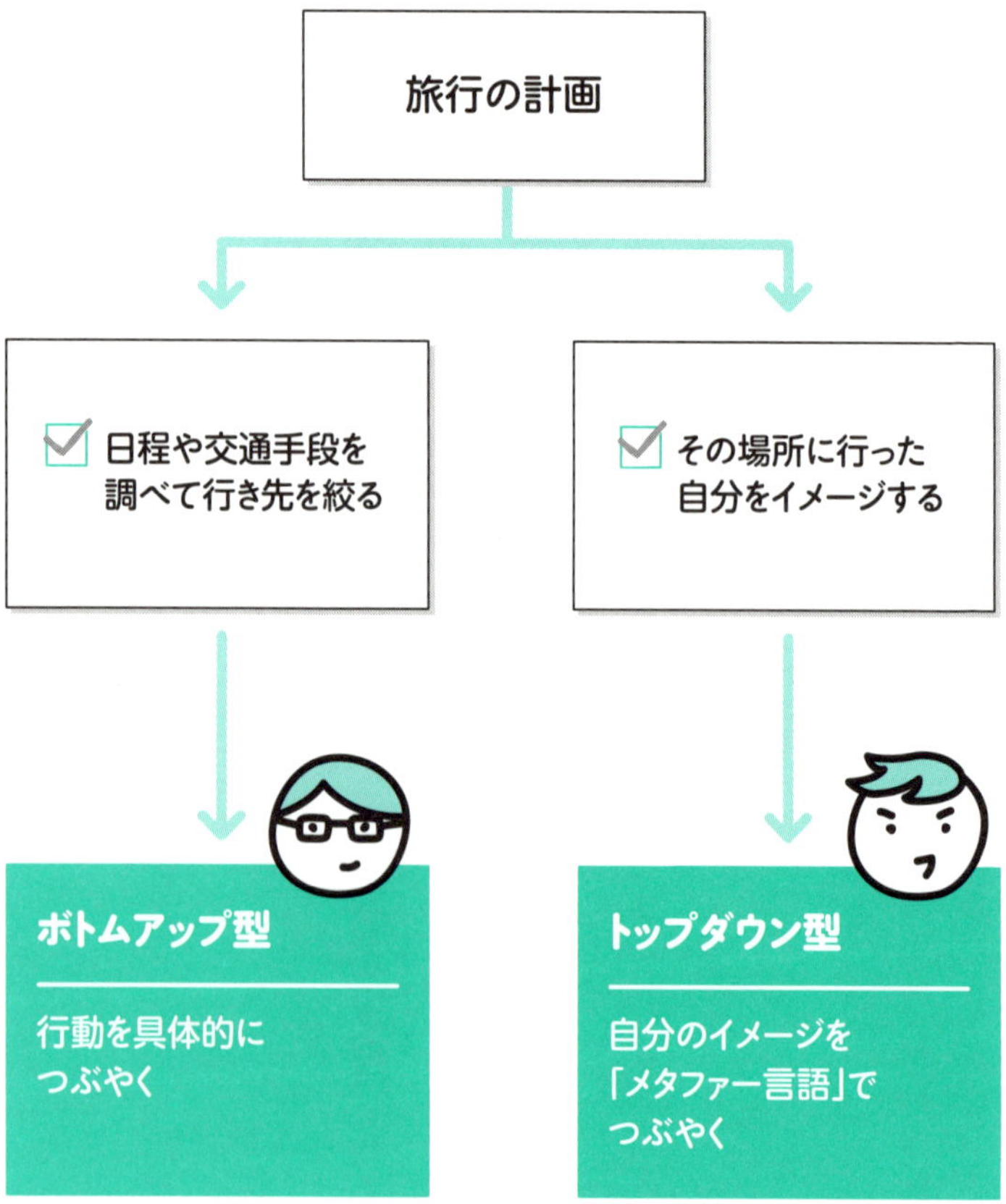

それに対し、トップダウン型の人は、イメージが浮かぶと、それをしている自分の動作がひとかたまりになって脳の中でリハーサルされます。そこには、順番があるわけではなく、あくまでも「こんな感じ」というイメージのかたまりがあるだけです。

そこで、**トップダウン型の人が言語を使うときには、「〇〇みたい」という「メタファー言語」が効果的**です。「ササッとやる」「シャキッとする」などの擬音語や、「ホテルマンみたいに」「プレゼントを渡す感じで」などの比喩を使うことで、脳はそのモードになりきるので、すんなり行動に移せます。

大切なのは、**自分のイメージを言葉にする**ということです。他人から言われた言葉ではなく、自分で比喩をつくるのです。

リハビリテーションでも用いられているメタファー言語の効用

実は、このメタファー言語は、リハビリテーションの治療にも使われています。

例えば、右足が麻痺してしまった患者さんが歩行訓練をしているとします。

麻痺した足では、つま先がつっぱってしまい、足の裏が地面につきません。足の裏の感覚も鈍いので、足がついている感覚もいまいちわかりません。力が入りすぎた右のつま先だけが地面につくので、バランスを崩してしまいます。

この患者さんに「今、歩いている感覚がどんな感じか」を話してもらいます。

患者さんは、「でこぼこした砂浜を歩いているみたい」と答えました。これが、患者さんの脳の中にある歩くイメージです。

そこで、「でこぼこした砂浜を歩く」と発言して歩いてもらいます。すると、右足の力は抜けて、発言する前より足の裏が地面につくようになります。

これがメタファー言語の効用です。

「力が入りすぎているつま先の力を抜いて、感覚が鈍い足の裏に注意を向けて」と指導をしても、なかなか歩行はうまくなりませんが、この患者さんの頭の中にある「○○みたい」という言葉を引き出すことができれば、動作の精度は上がります。

メタファー言語は、動作の記憶のかたまりです。

ひとかたまりのイメージを頭の中で呼び出すことができれば、それ1つで一連の行動をスムーズにすることができます。

よい自分に名前をつける

さらに、いい状態の自分をメタファーで表現することも効果的です。「ウキウキ」「ワクワク」や「アスリートみたい」「スーパー主婦」など、うまくいっているときの記憶をひとかたまりにして名前をつけると、それを口に出しただけで、そのモードになりきることができます。

トップダウン型の人は、ぜひ、やってみてください。

逆に、うまくできていない自分に名前をつけてしまうと、いつまでもうまくいかないままになるので、ご注意ください。

時間配分が悪く、深夜残業している自分を「午前様」と表現するなど、普段の会話で、悪い自分を呼称する場面をよく見ます。口に出したり、SNSに書いたりすると、脳は、その悪い自分の一連の行動を呼び出し、同じように行動させます。

悪い自分には名前をつけず、よい自分には名前をつける。脳は、よくも悪くも素直に反応するので、注意して使いこなしましょう。

相手の行動を変える4つの言葉

自分の行動を変えるだけでなく、相手をやる気にさせて、行動を変えたいときもありますね。

人と会話をするときは、自分が話した内容を、相手にしっかりと理解してもらいたいものです。

しかし、相手の反応が鈍いと、焦って自分ばかりしゃべってしまい、余計相手に理解しにくい状況をつくってしまった、という経験はありませんか？

自分が伝えた内容を、相手が理解して行動するには、相手の脳の中でもリハーサルされなければなりません。そんなときには、**相手の脳の中にハーフタスクをつくる4つの言葉**を待ちましょう。

先程のように、相手の脳も、ボトムアップ型とトップダウン型に分かれます。

相手がボトムアップ型の場合、頭の中が整理できたときは、話しはじめに

「今までは……」
「ということは……」

という言葉が出ます。これが出たら、順序通り理解するボトムアップ型の脳が、話を理解できたというサインです。

例えば、イベントの打ち合わせをしているとします。

「今までは、その都度、担当者に連絡して……」
「ということは、午前と午後の内容を入れ替えたほうが……」

という具合に、セリフの最初にこれらの言葉が出てきたら、相手は話の内容を理解し、自分なりに考えることができている、ということです。

一方、トップダウン型の場合は、

「じゃあ……」

「例えば……」


という言葉が出ます。脳の中の記憶のかたまりが見つかったサインです。

これらの言葉が出れば、相手の脳はハーフタスクの状態なので、こちらが伝えたかったことが理解されて、動いてくれます。

先程のイベント準備の例では、

「じゃあ、このスペースの展示をどけて……」

「例えば、窓口に列ができちゃったら……」

という感じです。

これらの言葉が出る前に自分ばかりがしゃべってしまうと、相手は話を聞いているようでも理解していなかった、ということがあるので、注意しましょう。

自分も相手もハーフタスク状態になる

逆に、自分がこの4つの言葉のどれかを頻繁に使っているときは、自分の理解ばかりが進んで、話している相手とギャップができている可能性が高いので、こちらも、気をつけてください。

自分だけ「なるほどわかった！」と、スッキリして話を終えて、後になって相手に聞いてみると全然話が進んでいない、ということになってしまいます。

まずは、自分が理解することが大事なのですが、自分が理解できた後で、相手から、これら4つの言葉が出るのを確認してから話を終えるようにすると、会議や打ち合わせの精度が格段に上がります。

物事を確実に前進させるためには、**自分の脳にも、相手の脳にも、ハーフタスクをつくる**ことが重要なのです。

相手の脳にハーフタスクをつくる方法については、5章でさらに詳しくお伝えします。

「多重感覚入力」を使って物忘れを防ぐ

これまで、難しい課題を分解してハーフタスクにする方法を見てきましたが、最後に、**簡単すぎる課題に1つタスクを追加して、ハーフタスクにする**方法を見ておきましょう。

当たり前すぎて印象に残らず、すぐに忘れてしまう……という事態を回避する方法です。

例えば、スケジュールを手帳に書くときに、書いた内容をすっかり忘れてしまったり、書いたこと自体を忘れてしまうことはありませんか?

手帳に字を書く、というあまりにも簡単な課題だと、ハーフタスクにならず、自動化されてしまって頭の中に残らないことがあります。

このような場合は、逆に課題の難易度を少し上げて、ハーフタスクにすれば、印象が残り、忘れにくくなります。

ポイントは新しい感覚を追加すること

やり方は簡単です。手帳に書くときに、口に出しながら書くだけです。

これは、「**多重感覚入力**」と呼ばれる方法です。

字を書くときは、手を動かす筋肉の感覚と、その手の動きと字を見る視覚が脳に届きます。これだけでは、やり慣れていて、脳にとっては代わり映えがしないので、記憶に残りません。

そこで、口に出しながら字を書くようにすると、筋肉の感覚と視覚に、聴覚が加わります。自動化されている行動に新しい感覚が追加できれば、その課題は半分はあっさりと達成できるけど、もう半分は慣れないハーフタスクとなるので、脳はやる気になって覚えてくれます。

このように、言語化は、自分の取り組むべき課題が難しすぎる場合も、簡単すぎる場合も、簡単にハーフタスクにすることができる便利なツールです。

女性には声フェチが多い!?

脳には、話をする機能を司るブローカ野に対して、話を聞く機能を司る部位があります。それが「ウェルニッケ野」です。

こちらも19世紀にドイツの外科医カール・ウェルニッケ氏がこの部位が障害された例を報告したところから、名づけられています。

このウェルニッケ野は、言葉の中でも、特に音声を認識する役割を担っています。話の中の単語の切れ目や、その単語音のパターンを認識しています。ブローカ野でつくられた言語が、このウェルニッケ野に送られて、音のある言葉になるのです。

実は、このウェルニッケ野は、男性よりも女性のほうが発達しているという報告があります。女性の脳は、男性の脳に比べて、ウェルニッケ野の神経細胞の密度が12%

も高いというのです。

ウェルニッケ野の神経細胞の密度が高いと、私たちの日常生活にどのような影響が出るのかは、明らかにはされていません。

また、脳の性差は所詮、正規分布であり、当然ながら男性寄りの女性や女性寄りの男性も存在します。

しかし、女性は、他人の話をあたかも自分が体験したかのように話すことができることや、ビジネスにおいて女性のクチコミ力が重要であること、また、パートナーを選ぶ基準に相手の「声」を挙げる女性が多いことは、関係があると考えられます。

女性のやる気を引き出すには、書類を渡すだけでなく、お腹からしっかりと声を出して伝えるほうが効果的かもしれません。

まとめ

脳のムダづかいをやめる習慣①
「言葉」を変える

CHECK

- [ ] 「いつも」と「ばっかり」の言葉をやめる
- [ ] やろうと思っていることをつぶやく
- [ ] 「ちゃんと」「しっかり」など感情的な表現は使わない
- [ ] 「○○（TV番組名）を観る」「スマホで○○を検索する」など、ゴールをつぶやくとやめられる
- [ ] ボトムアップ型は具体的に、トップダウン型はメタファー言語でつぶやく
- [ ] よい自分に名前をつける
- [ ] ボトムアップ型は「今までは」「ということは」、トップダウン型は「じゃあ」「例えば」という言葉が、理解のサイン
- [ ] スケジュールは、口に出しながら手帳に書く

3章

脳のムダづかいをやめる習慣②
「自律神経」を変える

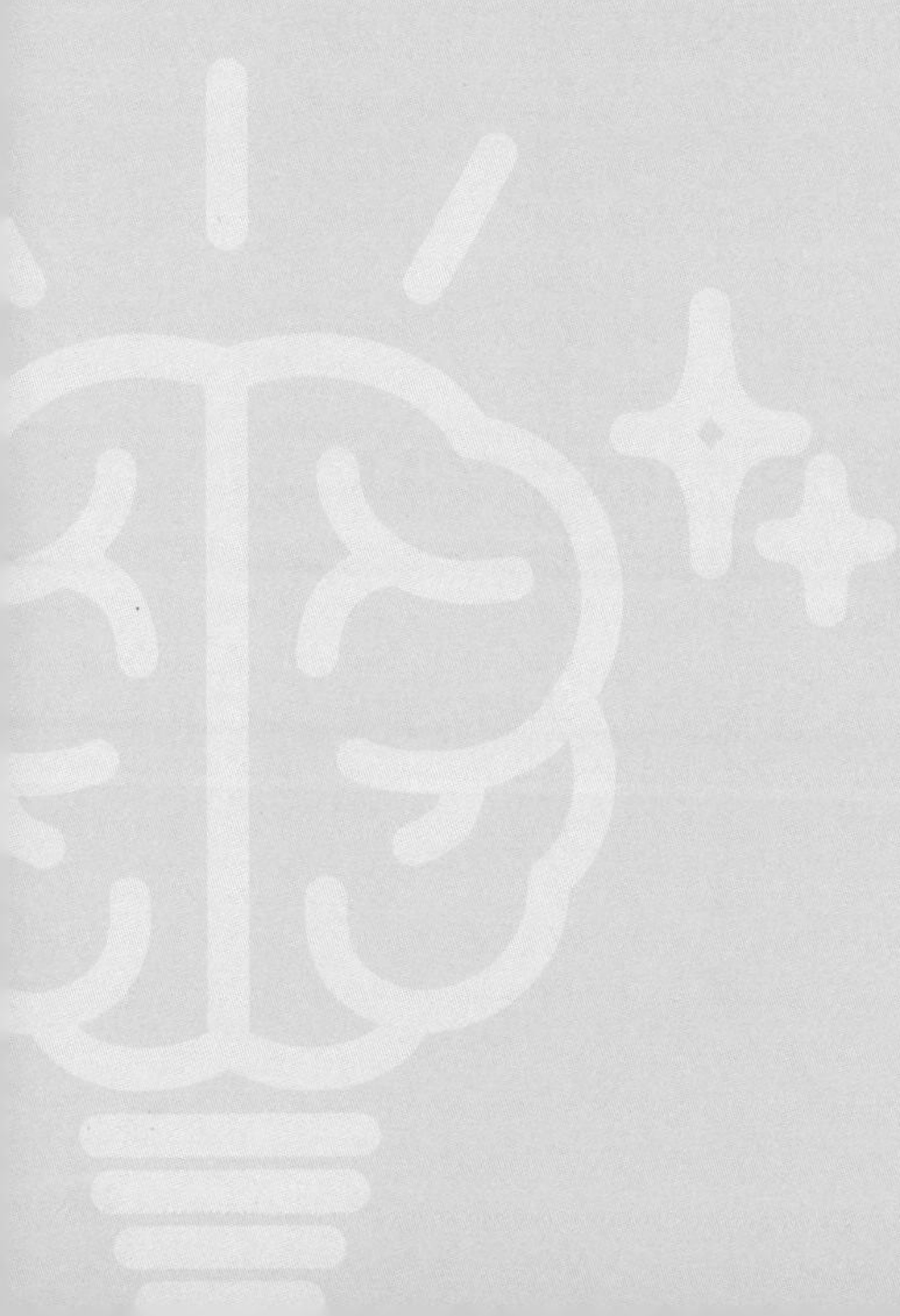

「ワクワクする」体づくりに必要な 自律神経の基礎知識

自分の能力を発揮して成果を上げるためには、私たち自身の気分のノリをうまくコントロールしなければなりません。緊張しすぎてガチガチになったり、リラックスしすぎて気が乗らないようでは、本来の力は発揮できません。

私たちは、何かに熱中したり、やる気がなくなったりしたとき、気分だけでなく、体も変わります。

熱中しているときには、身を乗り出すように背筋がピシッと伸びますし、やる気がなくなったときには、体の力が抜けてだらだらとした姿勢になります。

こうした体の反応は、「自律神経」によってつくられています。

この自律神経の働きのタイミングがずれていると、熱中すべき場面なのにだらだらしてしまったり、リラックスしたいのに体が緊張してしまいます。**自律神経は正常に働いたのに、その働きが場面にそぐわないと、逆効果になって能力が下がります**。これがムダづかいです。

私たちがやりたいことにワクワク熱中するには、自律神経による生理現象のムダづかいをなくし、ワクワクする体づくりをしなければならないのです。

冷え症、汗っかきなど、体に不調を感じたときに、「自律神経に問題がある」という言葉を聞くことがあると思います。

自律神経は、体のバランスをとってくれているもので、私たちの日々のパフォーマンスに密接に関係しています。少し聞き慣れない用語が出てくるかもしれませんが、自律神経について、さらりと説明しておきましょう。

自律神経には2種類ある

自律神経は、その名の通り、脳の働きとは独立して自律的に活動する神経です。心拍や血圧、呼吸、排泄など、私たちが生きるうえで欠かせない自律的、自動的な活動を担っています。

自律神経は、**交感神経**と**副交感神経**の2種類に分けられます。

交感神経はアドレナリンという物質によって作動する神経（一部汗腺を支配するものはアセチルコリン）で、興奮してエネルギーの発散をする役割を、また、副交感神経はアセチルコリンという物質によって作動する神経で、リラックスしてエネルギーの蓄積をする役割を持っています。

私たちの体の働きは、このどちらの神経が活発になるかによって、変わります。

例えば、唾液が出る、という現象を見てみます。交感神経が活発になっているとき、つまり、興奮しているときは、ムチンという粘性物質を含んだ少量の粘っこい唾液が出ます。

これは、私たちが熱弁をふるうのにとても都合がいいものです。緊張して早口になっているときは、口の中がカラカラになりますよね。これは、交感神経が活発になったサイン。このときにはエネルギーが発散されています。

一方、副交感神経が活発になり、リラックスすると、酵素を含んで粘性が低い、さらさらした唾液が大量に出ます。

酵素によって消化が促進され、エネルギー源の吸収に好都合です。リラックスして居眠りしているときに、よだれをたらしてしまう感じです。こちらは、エネルギーを蓄積しています。

このように、唾液という1つの現象でも、自律神経の働きによって、その目的は大きく変わるのです。

自律神経は自分ではコントロールできないが、調整はできる

自律神経が、脳の働きとは独立して自律的に働く神経ということは、私たちが自分で「交感神経を活発にしよう」などと考えても、コントロールすることはできません。しかし、この自律神経がうまく働かないと、私たちの体は肝心なときにワクワクしないなど、本来の力の半分も出せなくなってしまいます。

そこで、自律神経の仕組みを知って、自分の行動を変えることで、自律神経を調整する方法を使ってみましょう。

自律神経は、常に交感神経と副交感神経のバランスをとっています。

例えば、上司に呼び出されて、昨日自分が起こしたミスの原因を詳しく尋問されたとします。その尋問からようやく解放されたときに、あなたは「はぁー」と長いため息をつくでしょう。

これは、上司に呼ばれて緊張したことで交感神経が優位になりすぎたので、その偏りをもとに戻そうとして、副交感神経が強く働くように、長くゆっくりとした呼吸が使われたという現象です。

自律神経には、どちらか片方に偏りが生まれたときに、反対の神経を使って大きく寄り戻しをして、また中央に戻る、という性質があるのです。

自律神経調整の例

〈交感神経→副交感神経〉

・興奮して話していたら涙が出る
・緊張しすぎて吐き気を催す
・本屋に行くとトイレに行きたくなる
・都合の悪い話をされると空咳が出る
・忙しい朝にちょっと時間の余裕があるとだらだらして結局、時間ギリギリになる
・外では服装やメイクをキリッとしている人が、家では見た目を全く気にしない

〈副交感神経→交感神経〉

・普段、無口な人が急に怒鳴る
・出不精な人が突然、海外留学など思い切った行動をする
・買った物をほとんど使わないのに衝動買いをする
・何もしないで休んでいるはずなのに、細かいことにイライラする
・自分のうちは掃除しないのに、人のうちに行くと掃除したくなる

このように、どちらかに偏った自律神経がもとに戻ろうとする働きは、「**ホメオスタシス（ホメオ：均等な、スタシス：状態）**」と呼ばれています。

自律神経に、このホメオスタシスの現象があることがわかれば、エネルギーの発散と蓄積、どちらかに偏りそうなときに意図して反対のことをすれば、うまくバランスをとることができます。

体は自律的、自動的に対応するので、そのきっかけになる行動を変えることで、生理現象のムダづかいを防ぐのです。

8図 自律神経のバランスをとるホメオスタシス

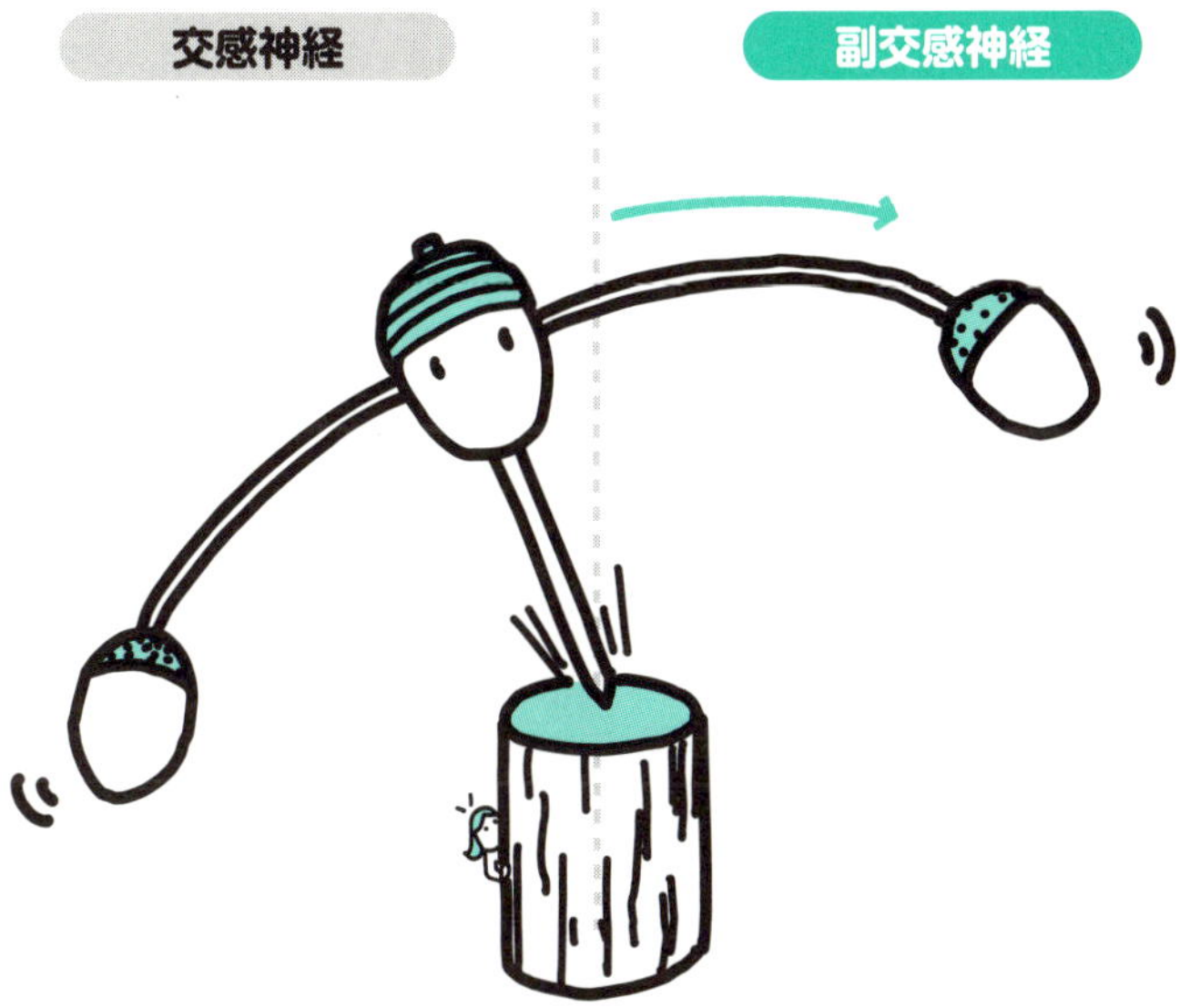

ホメオスタシス（ホメオ：均等な、スタシス：状態）
＝どちらかに偏った自律神経がもとに戻ろうとする働き

自律神経には「熱いタイプ」と「冷静なタイプ」がある

私たちには、２つの自律神経のどちらかが優位になる「タイプ」があります。

これは**白血球のタイプであり、エネルギーを発散しやすいタイプと、蓄積しやすいタイプに分かれます**。

単純に考えると、興奮しやすい熱いタイプと、おっとりとした冷静なタイプという感じです。

私たちの白血球は、大きく顆粒球（全体の60％）、リンパ球（35％）、単球（５％）の３つに分けられ、主に体の外から侵入した菌から体を守る役割をしています。

顆粒球は、アドレナリン受容体を持つので、アドレナリンで作動する交感神経が活発になると顆粒球が増えます。

リンパ球は、アセチルコリン受容体を持つので、アセチルコリンで作動する副交感神経が活発になると、リンパ球が増えます。

基本的には誰でもこの両方の働きが使われるのですが、顆粒球が強いタイプ（エネルギーを発散する）と、リンパ球が強いタイプ（蓄積する）の、どちらかに偏ります。

次のリストに多く当てはまったほうが、自分が優位な白血球のタイプです。

〈顆粒球が優位な人〉

- 色黒
- 筋肉質
- 熱中しやすい
- 自分だけで抱え込みやすい
- 便秘ぎみ
- 胃潰瘍や歯槽のうろうなど炎症性疾患になりやすい

〈リンパ球が優位な人〉

- 色白

9図 白血球のタイプを知る

顆粒球型

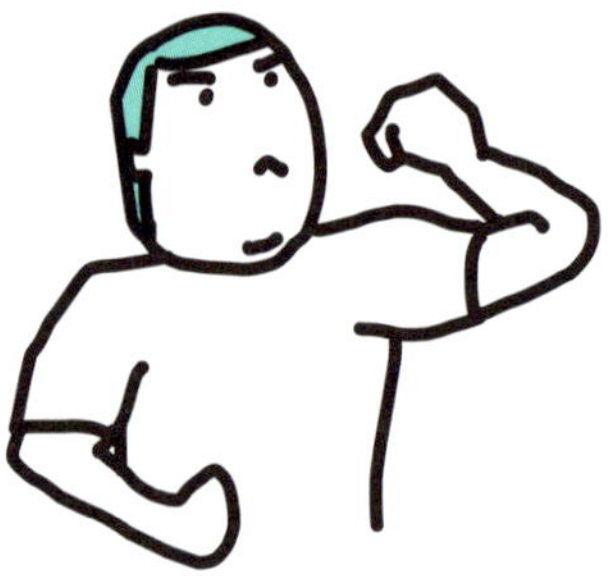

〈顆粒球が優位なタイプ〉

- 色黒
- 筋肉質
- 熱中しやすい
- 自分だけで抱え込みやすい
- 便秘ぎみ
- 胃潰瘍や歯槽のうろうなど炎症性疾患になりやすい

リンパ球型

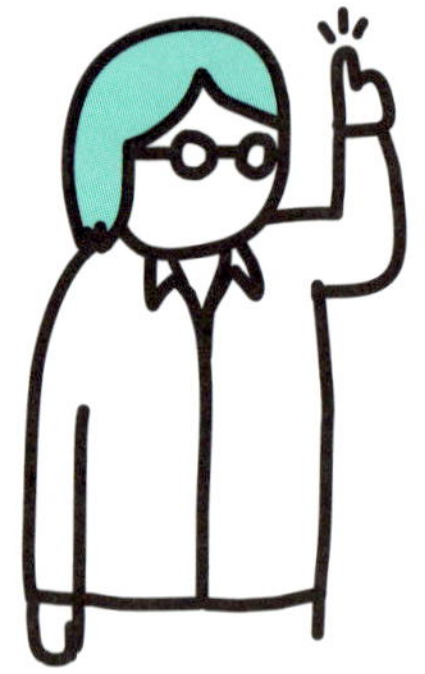

〈リンパ球が優位なタイプ〉

- 色白
- ぽっちゃり体型（細身の場合もある）
- 持続力がある
- 物事をコツコツ進める
- 下痢ぎみ
- アトピーやぜんそくなどアレルギー性疾患になりやすい

・ぽっちゃり体型（細身の場合もある）
・持続力がある
・物事をコツコツ進める
・下痢ぎみ
・アトピーやぜんそくなどアレルギー性疾患になりやすい

このような偏りは、遺伝によって決まると考えられています。ハッキリわかる方もいれば、どちらの要素も持っていてわかりにくい方もいると思います。

ただ、このタイプを知っていると、ワクワクする体づくりのコツがわかります。

顆粒球型は仙骨を温め、リンパ球型は背筋を鍛える

自律神経は、脊椎に集まっていて、交感神経が集まる交感神経節は背中に、副交感神経節は、首と仙骨にそれぞれあります。この神経節を温めると、それぞれの自律神経活動を高めることができます。

10図 自律神経とは

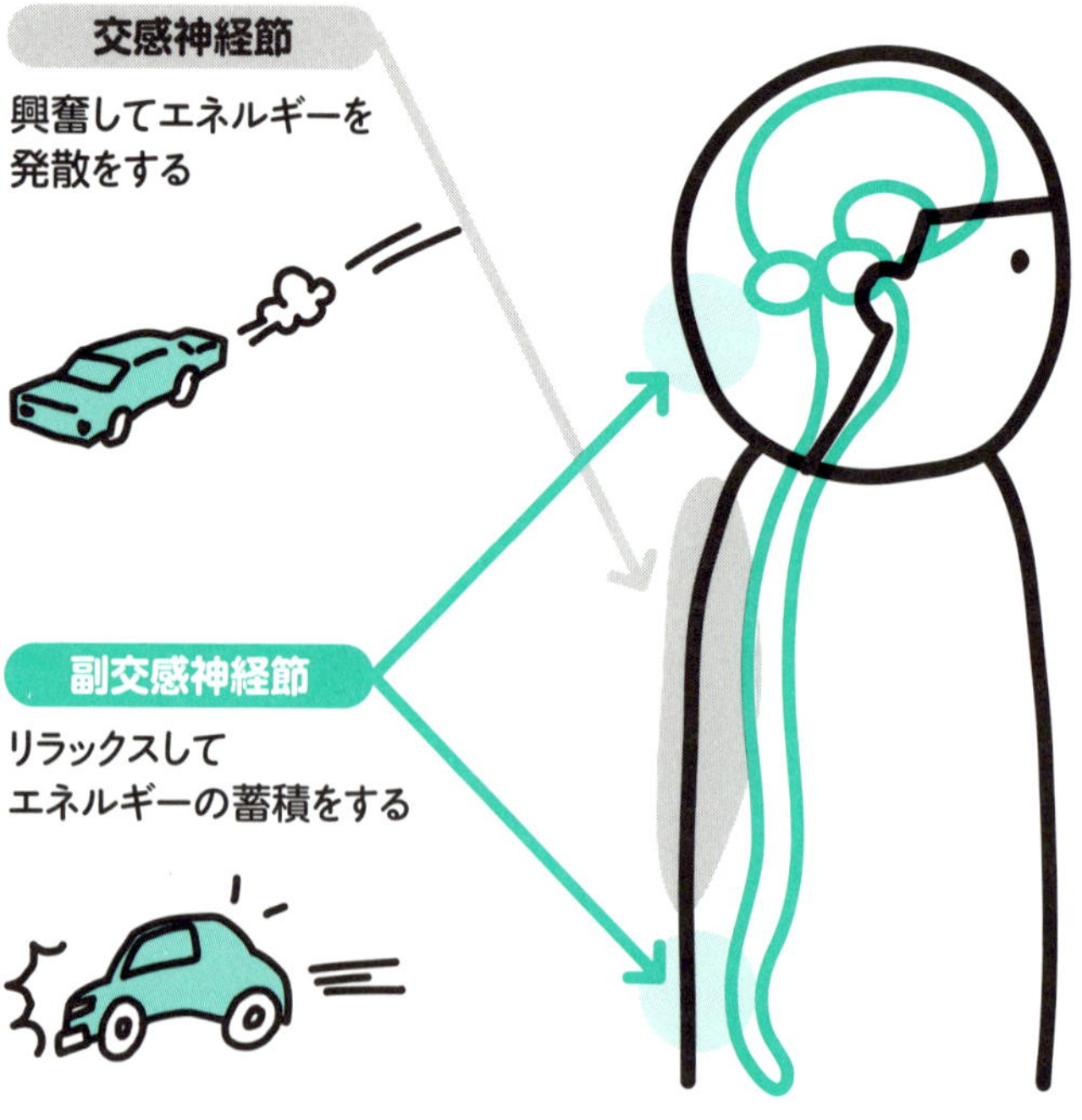

交感神経節は背中に、
副交感神経節は首と仙骨にある

〈顆粒球が多いタイプ〉

顆粒が多いタイプは、熱中しやすい反面、リラックスしにくいので、休んでいいときにまで仕事をしてしまったり、眠ろうとしているのに神経が高ぶったり、体の力が抜けずに眠れなくなってしまうことがあります。

このように、交感神経が働きすぎてしまいがちなので、逆に副交感神経節を活発に働かせると、休むことと熱中することのバランスがとれて、生理現象のムダづかいがなくなります。

具体的には、**首や仙骨を温める**ことがおすすめです。仙骨は、腰とお尻の間くらいにある逆三角形の骨で、周囲に筋肉が少ないので触れることができます。この部分を、ホットパックや湯たんぽなどで温めると、体の力が抜けて休みモードになります。

〈リンパ球が多いタイプ〉

一方、リンパ球が多いタイプは、穏やかな反面、いったん休むと、なかなかやる気が湧いてこなくなってしまうことがあります。

リンパ球型は、リラックスする副交感神経が働きすぎてしまいがちなので、交感神

11図 神経節を温めて、自律神経活動を高める

・顆粒球型の人

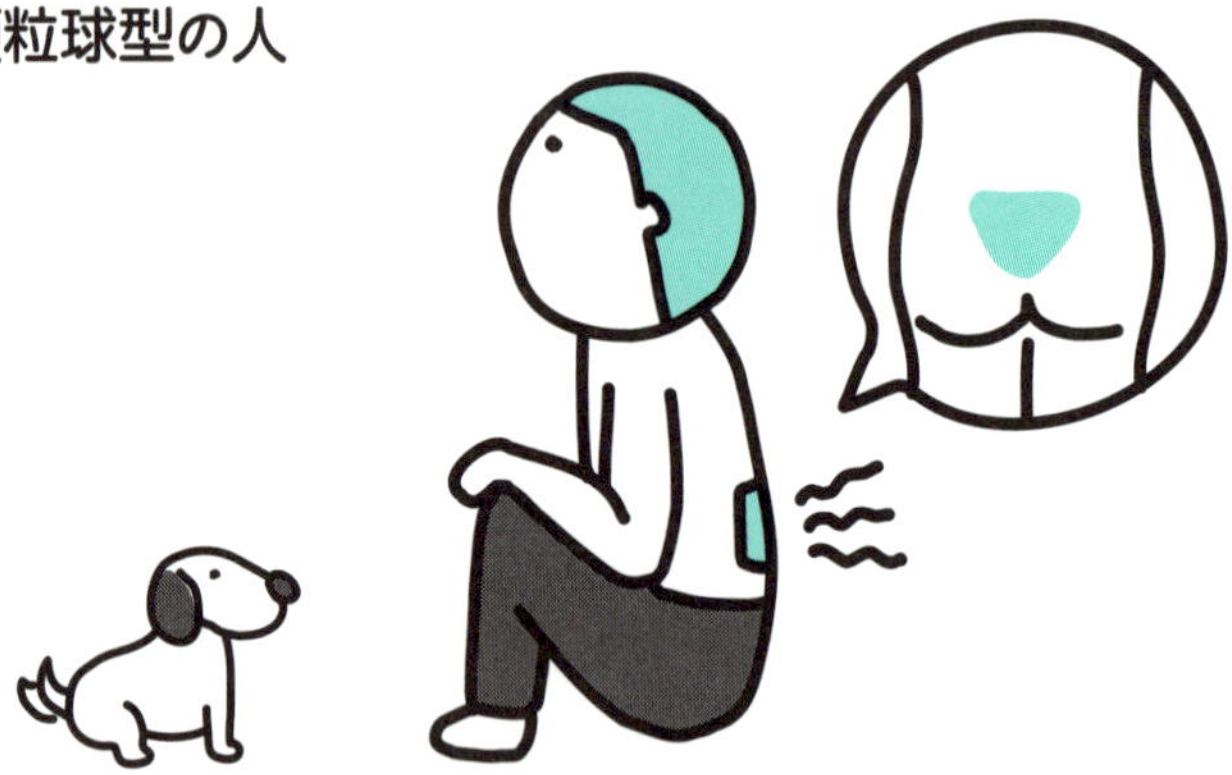

首、腰を温める

・リンパ球型の人

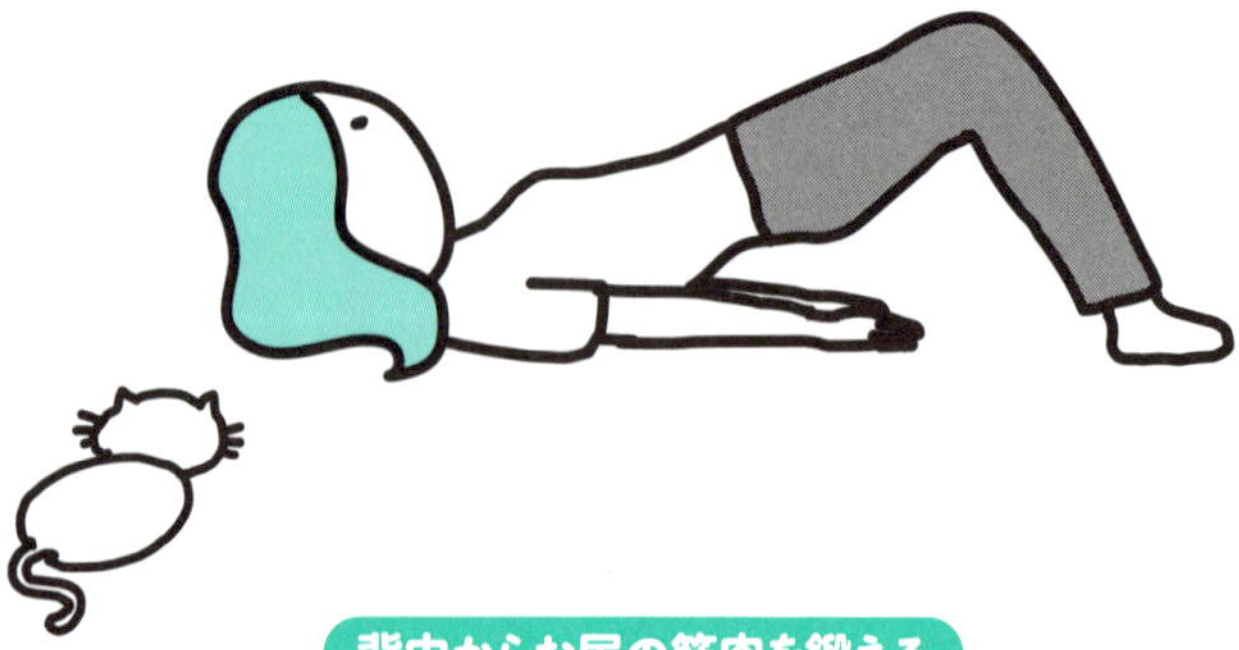

背中からお尻の筋肉を鍛える

経を活発にすると、休みすぎてしまうことなく、やるべきときにしっかりやる気が出ます。

具体的には、**背筋を鍛える**ことです。リンパ球型には猫背の方が多い傾向がありま す。背中の筋肉が少なく、筋肉によって熱を生み出す力が弱いと、交感神経が活発になりにくくなってしまいます。

そこで、仰向けになって、ひざを90度に曲げ、肩からひざまでが一直線になるようにお尻を上げる、お尻上げ運動がおすすめです。背筋が鍛えられれば、リラックスしすぎることなく、メリハリをつけることができます。

春には交感神経を、秋には副交感神経を高める

自律神経は、季節によっても変化します。1年を通してワクワクできる体でいるためには、季節の移り変わりをしなやかに乗り切る術が必要です。

春から夏にかけては、副交感神経の活動が活発になり、リンパ球が増えます。するると、仕事でも家事でも瞬発力が出にくくなり、だらだらしがちになります。運動不足になり、甘いものが無性に欲しくなり、体重が増えやすくなる季節でもあるので注意が必要です。

リンパ球型の人は、春に差しかかったところでリンパ球が強くなりすぎて、やる気が出なくなることがあり、これは、五月病として知られています。

この季節には、意識的に運動をすることを心がけましょう。交感神経の活動を高めて、バランスをとれば、だらだらしすぎるのを防げます。

12図　季節による移り変わり

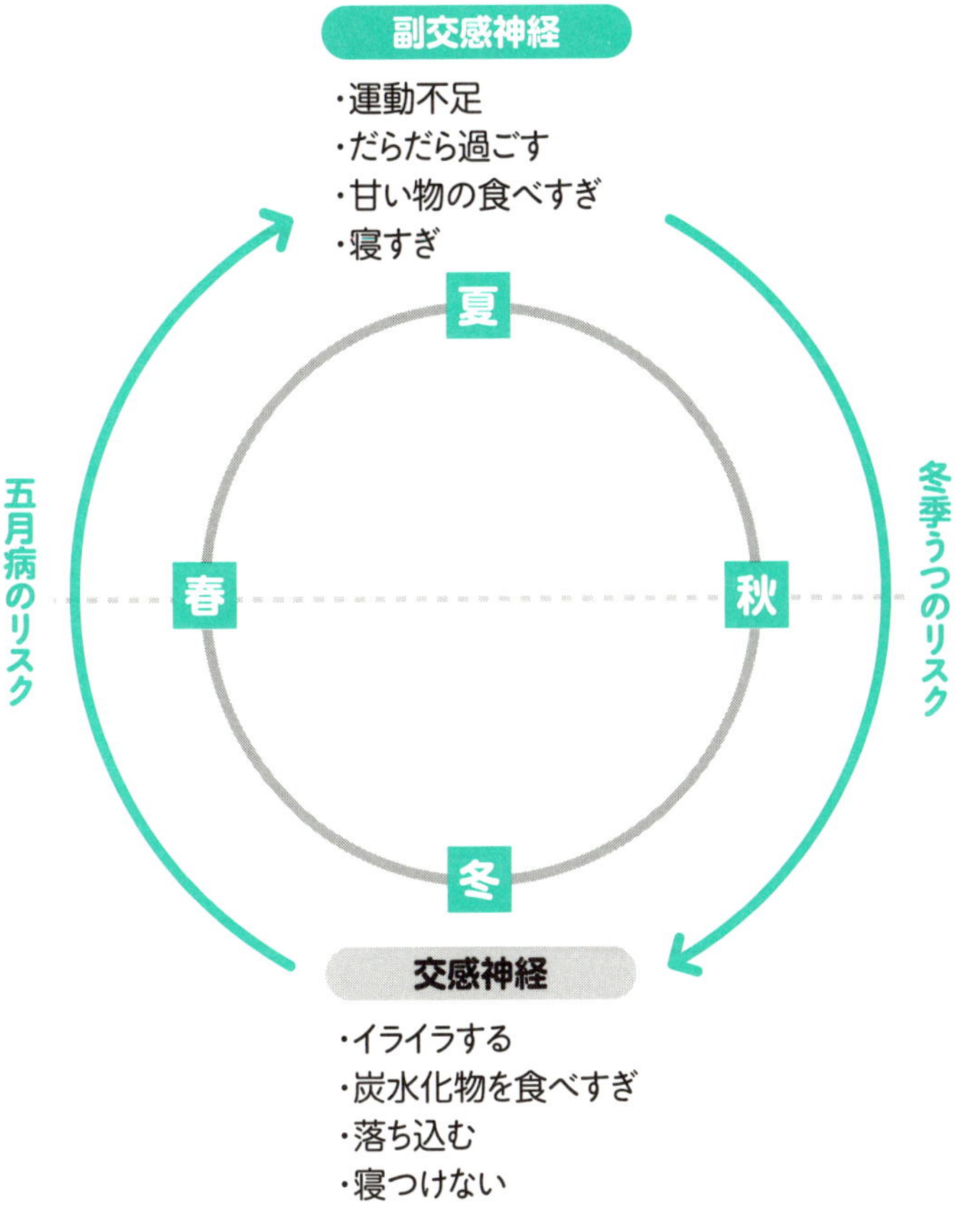

秋から冬になると、交感神経の活動が活発になり、顆粒球が増えます。瞬発力が発揮できるようになり、仕事も家事も熱中することができます。

一方で、イライラや怒りっぽくなったり、落ち込みやすくなることがあります。細胞を酸化させる活性酸素が増えがちになり、肌が荒れやすくなります。

顆粒球型の人は、秋ごろから、炭水化物を食べすぎたり、気分が落ち込んでしまうことがあり、これは冬季うつとして知られています。

この季節には、首や仙骨を冷やさないように心がけましょう。

春と秋に自律神経をうまく調整する習慣

春と秋、自律神経が変化する時期をしなやかに乗り切るための方法を2つご紹介します。

1つは、**目覚めたら窓から1m以内に入る**ことです。

私たちの脳は、日照時間の変化で季節の変化を感知しています。日が長くなったり短くなったりすることで、その先の気温の上昇や低下に備えて体の準備をするのです。

朝、目覚めたときに脳に光を届けるのは、その日1日を元気に過ごすためだけではなく、今の季節を体に知らせて、次の季節への準備をはじめてもらう合図にもなっています。夏と冬の終わりごろに当たる9月と3月には、特に意識して、脳に光を届けるようにしてみましょう。

もう1つのおすすめの方法は、**入浴後にひざ下に冷温水を交互にかける**ことです。私たちの体は、外の気温が高くなると血管を拡張して放熱し、逆に気温が低くなると血管を収縮させて熱を逃がさないようにします。

しかし、現代では空調がきいている場所にいる時間が1日のほとんどを占めるようになりました。気温に対して体が調整をする機会が失われると、体の自律的な反応がうまくいかなくなります。

この状態を放っておくと、自律神経が異常な働きをすることがあるので注意が必要です。成人では自律神経失調症、思春期の場合は自律性調節障害を引き起こす危険性があります。

そこで、自律神経が切り替わる春と秋を、自律神経を鍛える期間と位置づけてみましょう。この時期に、ひざ下に冷温水をかけて、自律神経が正常に機能するようにします。

やり方は簡単です。

入浴後に、まず洗面器に水を汲んで、ひざ下にザーッとかけます。すかさず、お湯を汲んでザーッとかけます。これを3回繰り返すだけです。

シャワー浴の方は、足首からふくらはぎにかけて、お湯のシャワーをしっかり当ててから上がりましょう。

この方法は、朝の寝起きが悪い人に特におすすめです。朝の寝起きがスムーズになったり、爽快感が得られたら、うまくできている証拠です。

また、性ホルモンが急激に変化する10、20歳台では、朝起きるホルモンの働きが乱れて、寝起きが悪くなりがちです。冷温水をひざ下にかける方法は、この年代に効果が高く、朝、起きられるようになったという声も多く聞きます。

13図 自律神経を鍛える

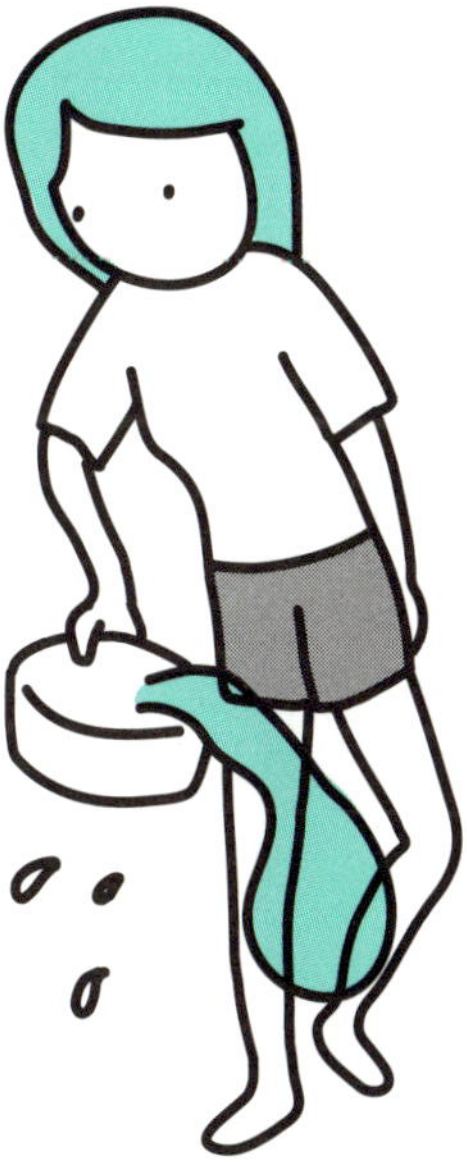

①入浴後、水を
ひざ下にかける

②すかさず、お湯を
ひざ下にかける

③①、②を3回
繰り返す

春と秋は自律神経が切り替わる季節。
入浴後、ひざ下に冷温水を交互にかけて、
自律神経を鍛えよう。

感情と情動を区別する

2章では、言葉を使って感情のムダづかいをやめる方法を見てきました。感情は、私たちの生理現象とも関係が深いので、その関係を整理しておきましょう。

一般的に感情と呼ばれているものは、**神経心理学では、「感情（feeling）」と「情動（emotion）」の2つに区別されます**。

感情は、なじみがありますが、情動という言葉は、聞き慣れないと思います。

情動とは、何らかの刺激を受けたときの反応（内臓活動や自律神経活動など）を指します。胃がきりきり傷んだり、背中にびっしょり冷や汗をかくなど、体の反応として実際に確認できるものです。

それに対して、感情とは、その情動反応をしているときの意識、気持ちです。呼吸が速くなっているときに不安だった、冷や汗が出てきたときに焦っていたなど、この不安や焦りの部分が感情です。

つまり、**感情とは確認できないもの、情動とは確認できるもの**と定義づけすることができます。

情動は、汗でびっしょり濡れたシャツを見れば、その存在が確認できますが、焦っていたという感情は、本人が言っているだけで、本当に焦っていたのかどうかは確認することができません。感情は、そもそもその存在自体があいまいなのです。

感情に振り回されてしまう例として代表的なのが、強迫神経症です。

例えば、手が不潔になったら大変だという恐怖から、手を洗い続けたり、他人に迷惑をかけたら大変だという恐怖から、すれ違った人に迷惑をかけていないかを確認し続ける、などといった症状が見られます。

客観的に見れば、手は汚れていないし、人にも迷惑はかけていないのですが、本人がそう思い込むことで、特定の行為がやめられなくなってしまうのです。

私たちの生活でも、これと似たようなことが起こります。「浴室を使った後、水滴を拭きとらないと気が済まない」「メールを送った後、届いているか確認の電話をかける」など、それが本人にとってはとても重要な行為で、やらないと落ち着かない、という現象です。

その行為が日常生活を豊かにするレベルであればよいのですが、度が過ぎてしまい、「気になって外に出られなくて会社に遅刻してしまう」などと、日常生活を送るのに支障をきたしてしまうと、問題になることがあります。

しかし、問題になったときに、本人がなぜそのような行動をとってしまうのか、その原因は、本人が感じているということ以外、確認できるものがありません。感情の存在は、本人にしかわからないのです。

脳の仕組みを変えれば、感情に振り回されずに済む

ところが、本人が感じていた感情が脳の変化によってなくなってしまうことがあり

ます。

強迫神経症の患者さんが、脳血管障害によって脳の中の大脳基底核《だいのうきていかく》の一部が損傷されたら、強迫神経症の症状がなくなったという例が報告されているのです。

この例からもわかるように、感情は、本人がとらわれれば切り替えることは難しいですが、**それを引き起こしている脳の仕組みが変わったら、存在そのものがなくなることもある**のです。

大切なのは、感情のムダづかいをやめることです。

私たちは、不安や焦りがもとで行動することはあります。しかし、その不安や焦りの存在は、とてもあいまいなものなのです。

実際にあるのかないのかわからないものに、エネルギーをムダづかいするのではなく、事実が確認できる情動反応を基準に、自分の行動を決めるようにしてみましょう。

情動を基準にすることができれば、経験したことのある事実をもとに、やるべきことをハーフタスクに設定することができます。

なお、感情的な反応自体がよくないわけではありません。感情によって、私たちの生活はいろどりが加えられ、やりがいや自分の価値を見出すことができます。感情は、抑えようとして抑えられるものではありません。放っておいてもどんどん湧いてきます。

そこで、自分の情動を行動基準にすることで、ムダに感情に振り回されることを避けよう、ということです。

自分の行動に情動という基準ができれば、その上に湧く感情が、自然に私たちの生活を豊かにしてくれます。

不安は、呼吸によって初めて感じる

あなたは、自分が不安なときに、どうやって「自分が不安である」ことに気づきますか？

「不安に思っているのは自分自身なんだから、気づくも何も、そのくらいはわかる」と思われるかもしれません。

しかし、もう少しよく考えてみてください。おそらく、何らかの体の反応を感じて、自分が不安なのだということに気づいているはずです。

・ひざがガクガクする
・心臓がバクバクする
・じんましんが出る
・うろうろ歩き回る

・**体をかきむしる**
・**何回もトイレに行く**

このように、私たちは、不安になっているときに、ただ不安でいるだけではなく、何らかの自律神経の反応を引き起こしています。

それでは、自分が不安に思うのが先なのでしょうか、体が不安な反応をするのが先なのでしょうか？

実は、**不安になるのは体の反応のほうが先で、体の反応があってから、私たちは不安を感じている**のです。

この現象としてわかりやすいのが、呼吸です。私たちは、「不安な呼吸」をしたことで不安になるのです。

呼吸について、少し整理しておきましょう。私たちの肺は、自律神経のうち、副交感神経に支配されています。私たちの呼吸は、３つの種類に分かれています。

①代謝性呼吸（脊髄で制御）

自分では制御できない不随意（自動的）な呼吸です。その名の通り、体内で代謝活動をするためのもので、言わば私たちが生きるためにしている呼吸です。

②行動性呼吸（脊髄で制御）

息を大きく吸おう、など自分で制御することができる随意的な呼吸です。

例えば、言葉を話しているときは、発声のテンポに合わせて息継ぎをするので、呼吸は①が低下して②のパターンになります。

このときにCO_2に対する反応が低下するのでCO_2の排泄量が減り、話を終えると①が亢進して換気が促されます。スピーチを終えたら、深く呼吸をする、という感じです。

ちなみに、2章でご紹介した頭の中で言葉をつぶやくだけの内言語をしているときでも、実際に声を出して話をしているときと同じように①が低下しています。

③情動性呼吸（大脳で制御）

自分で制御することができない不随意な呼吸で、これが心の様子に直結しています。不安なときに呼吸が速く浅くなるのは、この③のパターンです。

私たちの呼吸は、この3つのパターンが絶妙に入れ替わることで、さまざまな場面に適応しています。

呼吸が不安な気持ちを呼び起こす

ここで、3つの呼吸それぞれをコントロールしている部位に注目してみましょう（次ページ図参照）。

①と②は、脊髄で制御されていますが、③は脳で制御されています。

③を制御しているのは、大脳の中の「**扁桃体**《へんとうたい》」という部位です。

扁桃体とは、扁桃、つまりアーモンドのような形をしていて、受けた刺激が快なのか不快なのかを判断する役割を担っています。扁桃体が不快な刺激を発見して活発になれば、③の速く浅い、「不安な呼吸」になります。

14図 3つの呼吸をコントロールする部位

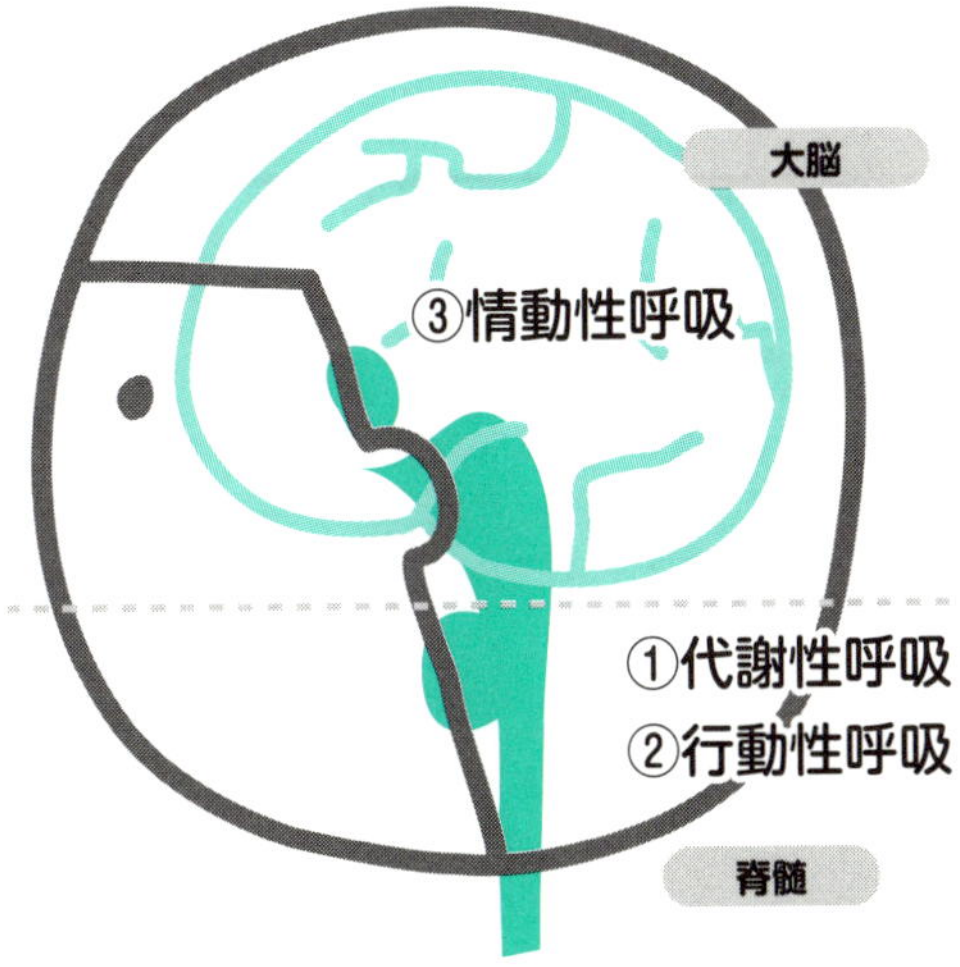

③が速く浅い呼吸を命令すると、脳は不安になる。
②でゆっくり深く呼吸すると、不安はやわらぐ。

それでは、③の不安な呼吸になるには、必ず不快な刺激が必要なのでしょうか？
実は、私たちの脳では、**特に不快ではないのに、扁桃体が活発になると③の不安な呼吸になる**のです。

私は、以前「てんかん」という症候群の治療を専門にしている病院に勤務していました。てんかんは、大脳の特定の部位が変性して、その部位が異常な働きをすることで、てんかん発作を引き起こす症候群です。

私が出会った患者さんの中に、扁桃体にてんかん発作の原因がある方がいました。その方がてんかん発作になるときは呼吸や心拍が速くなり、不安を訴えられました。そのときに、その患者さんを不安にさせるような刺激はまったくありませんでした。つまり、**患者さんは、不安な呼吸になったことで不安になった**のです。このような現象は、多数報告されています。

「不安」という感情をつくるためには、③の不安な呼吸が必要なのです。

私たちは、自分が不安な呼吸をしていることで、初めて自分が不安であることを感じる、ということです。

情動を基準に体づくりをしよう

私たちは、不安を感じたときに、その対処として深呼吸をすることがあります。

また、ゆっくりとした呼吸を使うヨガやストレッチは、体だけでなく、心の安定にも効果があることを、実感されている方は多いのではないでしょうか。

この不安の対処のために使われているのが②の呼吸です。

私たちは、たとえ不安なことがあったとしても、**呼吸さえ安定させてしまえば、それほど不安に感じなくなるという仕組みになっている**のです。

このように、情動を基準に体を整えれば、感情のムダづかいを防ぐことができます。

ポジティブとネガティブは脳の通り道が違うだけ

最後に、感情を基準にした考え方として最もポピュラーな、ポジティブ／ネガティブ思考について整理しましょう。

私は以前、上司に「ポジティブとかネガティブとか、そんなありもしないものを口にするな！」と言われたことがあります。

これは、**そもそも医学的に存在を確認できないものを基準に自分の行動を決めるな**、という意味です。

私自身、心理的な意味でポジティブとネガティブという表現を使わなくしてみると、小さなことで悩むことが減り、さっさと行動に移せるようになりました。

ただ、企業で研修をしていると、一般の方は、ポジティブとネガティブという言葉を本当によく使用します。これらの言葉が、私たちの能力を発揮することにとって、重要なのかそうでないのかを、解剖学的な視点から見てみましょう。

私たちの脳の前頭《ぜんとう》眼《がん》窩《か》部《ぶ》という部位は、経験した出来事に基づいて次の展開を推論し、適切な行動を決める役割をしています。

この前頭眼窩部には、**ポジティブとネガティブの分かれ道**があります。

脳の中の情報（電気活動）が、前頭眼窩部の内側を通るか外側を通るかで、出来事の受け止め方がまったく変わります。

前頭眼窩部の内側は、ある出来事を報酬だと受け止めた場合に活発になります。

一方、外側は、ある出来事を罰だと受け止めた場合に活発になります。

つまり、前頭眼窩部の内側を情報が通ればその出来事はポジティブに捉えられ、外側を通ればネガティブに捉えられるのです。

この仕組みを見て、「たったそれだけのこと？」と思いませんか？

15図 ポジティブとネガティブの分かれ道

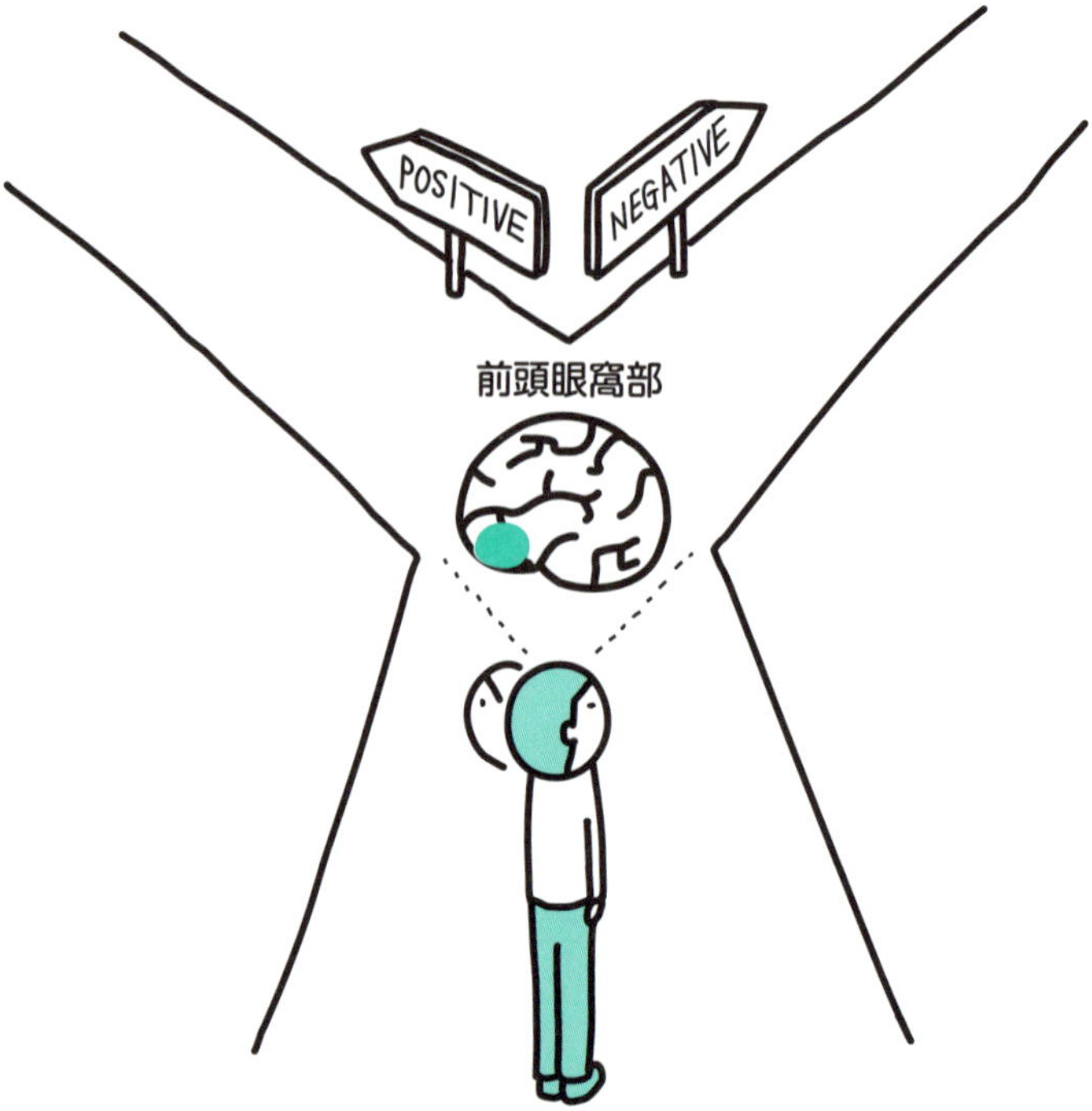

脳の中の情報が前頭眼窩部の

内側を通る → ポジティブ

外側を通る → ネガティブ

脳の中では複雑な神経経路で情報を処理していますが、焦点を絞っていくと、**たったこれだけの差によって私たちの思考は180度変わってしまう**のです。私たちは、この前頭眼窩部の分かれ道にずいぶんと振り回されているのです。

こんな些細なことで感情が変わるなら、都合よくポジティブな経路だけを通るようにする方法はないものか、と思いますが、これがあるのです。

脳内の通り道は情動によって決まる

脳内の神経は、一度情報が通った神経に二度、三度と通っていると、その神経に優先的に情報が通るようになります。

ということは、**ポジティブ経路を頻繁に使っていると、なんでもかんでもポジティブ経路を通るようになる**のです。

こんな経験はありませんか？

いいことがあってポジティブな思考のときは、何をやってもポジティブに捉えられる。失敗する気がしないし、失敗しても何とも思わないという感じです。波に乗っているとか、追い風が吹いていると表現することもありますね。

反対に、ひとたびネガティブな感情を抱くと、今までの失敗を記憶から引っ張り出してきたり、ちょっとしたミスも大きな失敗だと思って落ち込んでしまう。

このように、私たちは、ポジティブやネガティブといった感情は連続するものだということを経験的に知っています。

これは、脳内の通り道をどんどん強化して、ポジティブかネガティブか、どちらかを優先的に感じるようにしていたのです。

「あの人はいつもポジティブ（またはネガティブ）だ」と思ったら、その人は、どちらかの通り道を優先して使っているのです。

どちらの通り道を通るかは、どうやって決まるのかというと、それが、情動反応によって決まります。

情動から感情になる。この順番がわかれば、情動を司る自律神経を調整し、能力を発揮できる体づくりをするのが大切だと理解できるはずです。

COLUMN

ネガティブ思考を活用する

気分が落ち込んでいるときは、何を見ても聞いてもネガティブな単語が頭に入ってくることがあります。

うつ病治療に関しては、このネガティブ思考を改善させる認知行動療法を実施した後、脳がどうなったかを調べた研究報告があります。それによると、うつ症状は改善していてもネガティブな単語に強い反応を示す傾向には変化がないことが明らかになりました。

では、何が改善したのか。それは、**注意の切り替え能力**でした。

落ち込んでいるときは、テレビを観ていても、「役に立たない」「価値がない」などの単語にいちいち注意が向き、反応します。この注意によって、ネガティブ思考が強められるのです。

そこで、落ち込んでいるときは、わざと違う単語に注意を向けてみましょう。

例えば、テレビを観ていて「やり切った」という前向きな単語が聞こえたら、「やり切るってなんで、〝切る〟って言うのかな」など、単語の意味や使われ方にわざと関心を持ってみます。

すると、脳の注意が切り替わって、ネガティブ思考の強化がストップします。

いつも前向きで、失敗を引きずらない人は、無意識にこれを実践しているのではないでしょうか。

落ち込んだときは、前向きな言葉をよく使う相手と話すとか、前向きな名言集を読むことが、この注意の切り替えに当てはまります。

ネガティブ思考をなくそうとしても、それはムリなので、ムリなことには挑戦しないようにしましょう。ただ、前向きな言葉に関心を寄せてみる。そんな単純なことが、脳のムダづかいを減らします。

また、ネガティブ思考のときは他人を妬《ねた》むということも起こります。人を妬んでいるときには、脳の**背側前部帯状回**という部位が活発になっています。

なぜ、人間には妬みの感情があるのでしょうか？

脳にとって、妬みの本来の機能は、

①他人より劣ったと感じることで向上心が刺激される

②広く長いスパンで、妬んでいる相手にはない自分だけのよさを見つけられる

ことだと、考えられています。

①は「絶対勝ってやる」という気持ち、②は「あいつには所詮○○はできない」という気持ちです。

①も②も、結果だけ見れば脳をやる気にさせています。

妬みのようなネガティブな思考も、脳にとっての本来の機能を見ていくと、私たちが能力を発揮するために、活用できる資源になるというわけです。

まとめ

脳のムダづかいをやめる習慣②

「自律神経」を変える

CHECK

- [ ] 顆粒球型の人は、仙骨を温める
- [ ] リンパ球型の人は、背筋を鍛える
- [ ] 顆粒球型の人は、秋〜冬に首や仙骨を冷やさないようにする
- [ ] リンパ球型の人は、春〜夏に運動することを心がける
- [ ] 春と秋、目覚めたら窓から1m以内に入るようにする
- [ ] 春と秋、入浴後にひざ下に冷温水を交互にかける
- [ ] 感情と情動を区別する
- [ ] 呼吸が安定すれば、それほど不安に感じなくなる
- [ ] 脳の前頭眼窩部にポジティブとネガティブの分かれ道がある

4章

脳のムダづかいをやめる習慣③
「注意」を変える

情報量が多いほど成果が上がるわけではない

あなたは、自分の脳を鍛えるために、よりたくさんの知識を詰め込もうとしていませんか？

多くの情報を知っていれば、それだけ力を発揮できる。そんな考えを持っていたら、この章を通して、自分の脳の使い方を変えてみてください。

1章でお話ししたように、頑張れば頑張るほど脳の力が高まる、という考え方をしていると、とにかくたくさんの情報に触れさせて、脳を疲弊させ、肝心なときに自分の力を最大限に発揮することができなくなってしまいます。

例えば、眠れないから眠る方法をネットで調べていたら、眠りに関する俗説から快眠グッズ、眠りにいい食品など、あらゆる情報がたくさん出てきて、ひたすら閲覧してはみたけど、結局眠れる方法は見つからず、何をするとダメで、何をしなければならないのかわからなくなってしまった……。こんな話を伺うことがあります。

私たちの脳は、たくさんの情報、つまり選択肢があるほど、高い能力を発揮するわけではありません。**情報量と能力は比例しない**のです。

食事の出し方を変えるだけで、成果が変わる

その人の持っている能力が情報量によって大きく変わる、というわかりやすい例が、認知症の方の日常場面です。

例えば、食事を噛む、飲み込むことには問題がないけれど、認知症の症状によって、自分で食事をとることができない女性の患者さんがいます。

病院の食事は、主食や副菜など4品程度がトレーに乗せて出されていて、この方は、職員によって食事介助をされています。この時点では、この患者さんは「自分では食事をとることができない」能力の人です。

ここで、食事の出し方を変えてみます。食事をトレーに乗せず、1品ずつテーブルに乗せてみます。

すると、この患者さんは、自分で箸と皿を持って食べはじめました。

さっきまでは「自分では食事をとることができない」人だった彼女が、急に「自分で食事をとることができる」人になったのです。

認知症のケア場面では、似たような光景がしばしば見られます。

情報が能力発揮の邪魔をする

どうしてこのような能力の変化が起こるのでしょうか？　突然、能力がアップするということがあるのでしょうか？

変わったのは能力ではなく、情報量です。能力がアップしたわけではありません。**多すぎる情報量に邪魔されて発揮できていなかった能力が、情報が減ったことで発揮された**のです。

彼女の脳にとっては、選択肢が多すぎる場合の情報処理が難しかったのです。テーブルに置かれたトレーには、4つもお皿が置いてあり、どれから手をつければよいのかわからずに混乱してしまい、自分から箸をとって食べることができませんでした。

ところが、選択肢を減らし、1品ずつ出せば、本来の「箸で食べる」という能力をしっかり発揮することができた、というわけです。

この例を、私たちの生活に置き換えてみましょう。

あなたが朝の身支度をしている場面を思い浮かべてください。クローゼットにある洋服を選ぶときに、手にとっていったん着るけれど、しっくりこなくて、結局またクローゼットに戻す洋服がありませんか？

この洋服が、脳にとっては多すぎる選択肢であり、ムダなエネルギーを消費させる情報です。結局着ないにもかかわらず、着るか着ないか、という判断をすることにエネルギーが注がれてムダづかいされている、ということです。

そこで、その洋服を買い取りサービスに出したり、処分するなどして、クローゼットの中からなくしてみます。

すると、最初からその洋服がなかったかのように、他の洋服を選んでいることに気づきます。

選択肢を減らすことは、脳のムダづかいを減らすことです。

選ばないものを身の回りに置かない、必要もないことを検索して調べない、充実を求めて趣味や習い事を増やしすぎない、ということが大切です。

脳はどうやって情報を得るのか

私たちは、何かに注意を向けて情報をキャッチします。**この「脳が注意する」という働きの仕組みを知れば、情報とのつきあい方がわかります。**

一般的には、「注意」という言葉はいろいろな意味で使われます。相手の悪いところを指摘するのも「注意」ですし、ミスが起こらないように気をつけるのも「注意」です。

ここでお話しする「注意」は、一般的な用語では、「集中する」とか「意識を向ける」という表現のほうが近い意味を持ちます。

私たちが日常で使う注意という言葉からいったん離れていただき、神経心理学における「注意」の定義を見ていきましょう。

神経心理学の4つの注意とは

神経心理学では、注意は4つに分けられます。

①選択的注意

たくさんの情報の中から1つを選ぶ注意です。メニューの中から食べたい物を選ぶ、買い物リストに書かれたものを陳列棚から選ぶ、ということです。

一般的な言葉では、「探す」という要素も含みます。たくさんの情報から必要な物を選ぶので、ムダな情報を見ないようにする、余分なものに気をとられないようにする能力も含みます。

②持続的注意

①で選んだものに注意を向け続けることです。一般的に使われる「集中力」という言葉は、この能力の高さのことを指しています。

1つのものに注意を向け続けるので、その間は、他の感覚を遮断する必要があります。何かに没頭していて周囲の物音に気づかないときは、この持続的注意を使っています。

③同時注意

2つのことに同時に注意を向けることです。電話で会話をしながら、目の前の人とジェスチャーだけで意思を伝えたり、会話をしながら横で遊んでいる子どもの様子にも気にかける、という能力を指します。

同時進行をするので、一方で起こったことを頭の中でストックしながら、もう一方の事柄を処理しています。

④転導注意

一度に複数のことに注意を向けることです。一般的に、周囲を見渡して気を配る能力として知られています。

レストランで接客をしているときや、イベントの実行委員をしているときは、この能力が求められます。身近な例では、忙しい朝の場面で、複数の支度を同時進行して

16図 **4つの注意**

脳のエネルギー → FULL

① 選択的注意

たくさんの情報の中から1つを選ぶ注意。

例 新聞を広げて、関心のある記事を探す

② 持続的注意

①で選んだものに注意を向け続けること。

例 関心のある記事を読む

③ 同時注意

2つのことに同時に注意を向けること。

例 新聞を読みながら、家族の会話を聞く

④ 転導注意

一度に複数のことに注意を向けること。

例 さらに、料理やアイロンがけを同時進行するいるときに使われています。

一度にすべてのことに注意を向けているように見えますが、複数の事柄を頭の中にストックしながら、注意を向ける対象を移し替えています。広い会場でスポットライトを当てているような感じです。

頭の中でストックする事柄が多いので、転導注意は「記憶」に分類されることもあります。

私たちは、日常生活でこの４つの注意を巧みに使い分けています。この章では、注意をうまく使いこなして、脳のムダづかいを防ぎます。

受動注意を減らして、能動注意を増やす

みなさんは、視覚、聴覚、体性感覚（触覚）に、能動的なものと受動的なものがあることを意識したことがありますか？

能動的な感覚は、見ようとして見る、聞こうとして聞く、触ろうとして触るということ。それに対して、受動的な感覚は、見せられる、聞かせられる、触られるということです。

同じ感覚でも、能動的か受動的かで、脳の使われるエネルギーは大きく変わります。

日常的に使う注意の働きの中で、最も強力なのが「視覚」です。

能動視覚は、自分が見たいものに目を向ける場合です。①選択的注意と②持続的注意を使っています。

例えば読書は、能動視覚です。今あなたは、能動視覚を使って、この本を読んでい

ます。

一方、**受動視覚**とは、注意を引きつけるためにものを見せられた場合です。例えば、電車の中吊り広告や店頭のパネルなどの目を引くものや、テレビやネット広告など画面の中で動いたものに目を向ける場合です。

以前、民放のテレビに出演させていただいたときに、ディレクターの方が、「目の前で大真面目な情報を流しているのに、後ろではしっちゃかめっちゃかな状態が理想。一度目に入ったら気になってチャンネルを変えられない映像を目指す」と話されていました。

このように、**予期しない刺激があると目を奪われるのが、受動視覚の特徴**です。それぞれの視覚をうまく使って、ハーフタスクをつくる方法を見ていきましょう。

能動視覚は変化をつけてやる気を高める

見たいものを見ている能動視覚は、見る前からどんなものが見えるのか、おおむね予測ができています。ですから、脳のエネルギーはそれほど必要としません。

その分、あまりにも見慣れたもので、予測がつきすぎると、退屈して注意をしなくなってしまいます。

１００％予測できる課題には、やる気が起こらないのです。

能動視覚を使って脳をやる気にさせる方法として、部屋の模様替えがあります。例えば、単調な日々の繰り返しで何だかやる気が起こらない……というときに、部屋の模様替えをします。すると、気分が明るくなり、やる気が出てきます。

これは、見慣れている景色、つまり１００％予測できる景色の一部を変えたことで、自分の脳の予測を裏切る新しさが生まれ、ハーフタスクになったということです。

模様替えや引っ越しを頻繁にする方は、能動視覚に変化をつけて、自分の脳をやる気にさせています。

能動感覚の場合は、新しいタスクを１つ足してあげると、脳はやる気になります。

受動視覚を使いすぎるとやめられなくなる

それに対して、受動視覚は、意図しない視覚刺激なので、全然予測がつきません。

脳のエネルギーは激しく消費されます。

受動視覚は、③同時注意と④転導注意が使われています。

受動視覚は、能動視覚に比べてハーフタスクの設定が難しいです。見え方を工夫することができないので、見るか見ないかという選択をするしかないのです。

この受動視覚が日常の中で多すぎると、脳のムダづかいが起こってしまいます。

動物に当てはめて考えてみると、能動視覚は餌を探している状態ですが、受動視覚は視界に敵が見えた状態に使われます。「敵だ！」と脳が反応すると、心拍数が上がり、呼吸が速くなるなど体が恐怖や不安の反応をします。

私たち人間も同じです。受動視覚を使っているときは、自分では気がつきませんが、体は恐怖や不安の反応をしているのです。

受動視覚を使いすぎていると、脳は恐怖反応から周囲を警戒し、より多くの「敵」を発見しようとします。視界に入るものが気になって集中できなくなったり、テレビやネットを見続けることをやめられなくなります。

17図 能動視覚と受動視覚

能動的

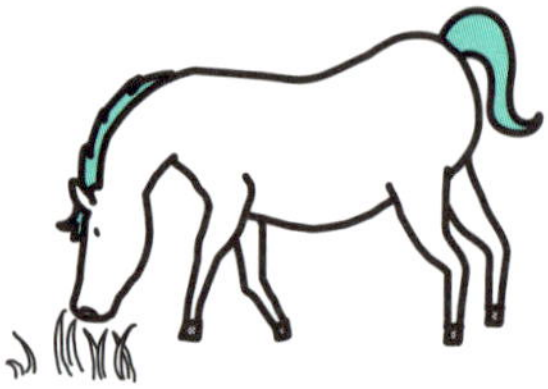

餌を探している状態

受動的

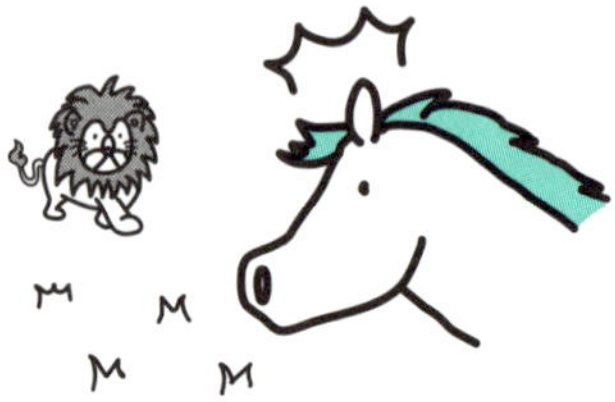

視界に敵が入った状態

能動的

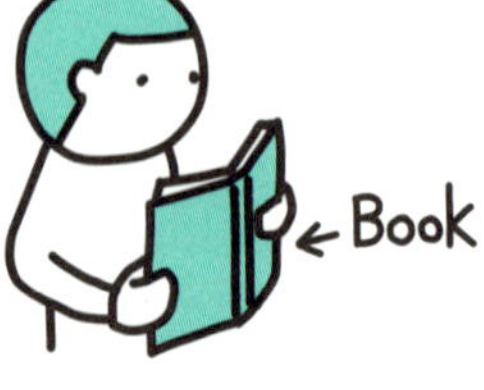

本を読む

受動的

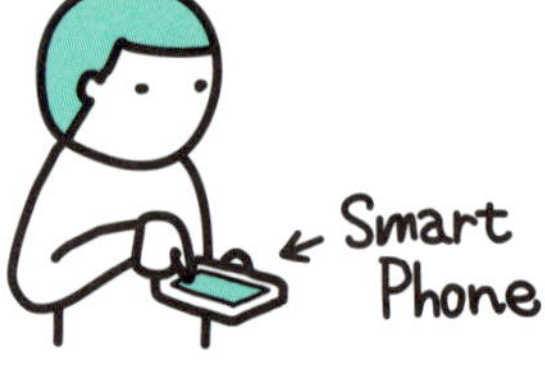

スマホをいじる

受動視覚とうまくつきあってハーフタスクにするには、情報断食がおすすめです。

これについては、次項で詳しく説明します。受動視覚では、見えるものを減らすと、脳はやる気になる、と覚えておきましょう。

聴覚や触覚は意識的に調整しよう

視覚は、見ないということで受動視覚を減らせますが、聴覚や触覚には、常に受動感覚があります。そこで、自分が作業する場所や、作業の内容を調整しましょう。

聴覚では、静かな場所に移動して仕事をしたり、逆に適度にざわついたカフェで仕事をするなど、自分をどの環境に置くかで感覚を調整します。

体性感覚は、触れられる機会が少ないとマッサージに行きたくなってそこで満たされたり、触れる機会が少ないと、肉や魚などの料理で生ものに触れて満たされる、という具合に、自分の感覚を調整しています。

聴覚や体性感覚は、多すぎる、少なすぎるということを補うために、自然に体が欲してくれるので、ムダづかいは起こりにくいのです。

情報断食でムダづかいを減らす

多すぎる受動視覚に囲まれた生活は、注意の分類の④転導注意を多用しています。全体に気を配りながら、必要なことに焦点を当てるイベントの進行やディスカッションでこの能力が発揮されていれば、高いパフォーマンスが発揮されます。

この転導注意は、脳にストックしておく情報が多く、さらに不必要なタイミングで、関係のないものを見ないように抑制するので、激しくエネルギーを消費します。

私たちは、転導注意を、仕事などとても重要な場面で発揮しています。

しかし、私たちの脳は自動的に転導注意を発動させるので、**それが重要な課題でも、どうでもいい課題でも、フル活用してしまいます**。

例えば、朝の身支度の場面を思い浮かべてください。

テレビがついたままで、シャツにアイロンをかけているとします。スマホでＳＮＳを見ています。キッチンではお湯を沸かしています。

このような何気ない場面でも、あなたの脳は、仕事でのイベント進行で使うのと同じエネルギーを消費しています。

これらは、いわゆる「ながら活動」、マルチタスクです。私たちは、効率アップを求めて「ながら活動」をするのですが、それによって、かなり脳のエネルギー効率を下げてしまっているのです。

まずは1つやめることで、ながら活動のスパイラルを断絶する

忙しい朝では、ながら活動は仕方のないことでもあります。

そこで、まずはどうでもよいことを１つだけやめてみましょう。

例えば、どうせ見ていないテレビがつけっぱなしになっているのであれば、これを消してみましょう。これで、奪われるエネルギーは１つ減ります。

ながら活動で、次々と脳に情報を送り込んでいると、情報が入ってこないと落ち着

かなくなっていきます。**「待つ」ことができなくなり、さらなる情報を求めてエスカレートしていく**のです。

常に、ながら活動になってしまっているという方は、まずは1つ、どうでもよいと思っていることをやめてみてください。きっと、頭がスッキリしてラクになり、やるべきことにやる気が出るはずです。

情報断食で脳を回復させる

もっとわかりやすく脳のエネルギー効率を回復させたいときは、「情報断食」をしてみましょう。

具体的には、休日の午前中など、時間を限定して、その時間にはあらゆるメディアに触れないようにします。

仕事においては、メールやネット閲覧を午前と午後の30分だけにするなどもよい方法です。

実際に、これを行なった管理職の方は、

「作業中にメールが来ると、中断して返信し、また作業に戻っていた。いちいち中断させられるので作業効率は悪いし、自分もメールが来ていないか、常に気になるようになってしまっていた。

30分に限定してみると、気が散ることがなくなり、仕事にムラがなくなった」

と話していました。

脳を胃と同じ内臓だと考えると、消化できない情報を食べすぎたら、消化能力はどんどん低下します。**脳の処理能力を低下させないために、ちゃんと空腹（空頭？）をつくってあげることが大切**なのです。

また、情報を遠ざけるために、情報に触れる場所を区切る方法もあります。

例えば、自宅の寝室や、オフィスのデスクでは、ノーメディアにする。その場所には、情報端末を持ち込まない。これもよい方法です。

脳の暴食を防ぎ、消化機能を回復させれば、その後は、閲覧したメディアをしっかりキャッチして理解する力が高まるはずです。

毎日がめまぐるしいときは同じマンガを何度も読む

忙しすぎて、自分が意図していないのに、マルチタスクを迫られ続けることもあります。

以前、私がトップモデルの方と対談させていただいたときに、彼女はこんなことを話していました。

「高校生のときにこの世界に入ったのですが、毎日がめまぐるしくて、自分が何をしているのか自分自身で追いつくことが全然できませんでした。家に帰ってくると、同じマンガを何度も何度も読み返していたんです」

これは、彼女の脳が、自主的にハーフタスクの調整をしていた、というエピソードです。

ハーフタスクの設定は、目の前の課題だけに使われるわけではありません。1日、

1カ月、1年という長い目で見渡したときに、どんなタスクが配置されているのかを俯瞰して見て、その中で、優先すべきマルチタスクにエネルギーを集中するために、**別の場面で極端にシングルタスク（単純作業）をつくってバランスをとる**、という考え方が大切です。

彼女のように、このタスク調整は、無意識で行なわれていることもあります。

展開が常に同じで一話完結のマンガで、しかも何度も読んだことがあるものを読み返す。これは、すべて100％先が予測できるタスクです。

これをつくったことで、彼女はめまぐるしい日々にエネルギーを集中し、乗り越えることができました。

無意識に行なっているシングルタスクは脳にとって必要なこと

あなたも、自分の生活を振り返ってみてください。なんとなくしている単純作業があり、それをしていると気分が落ち着くということはありませんか？

・靴を磨く
・マニキュアを塗る
・アイロンをかける
・外食で決まったメニューを注文する
・飲み屋の決まった席に座る

忙しくて頭が混乱したときに無意識にしていることは、自分のタスク調整にとても重要な行為です。

このシングルタスクを、脳のムダづかいを減らすための大事な行為だと位置づけましょう。

忙しくなったり、大きなチャレンジをするときは、それをすれば安定する、自分なりのシングルタスクを見つけることができれば、どんな状況でも乗り越えていけるはずです。

ボーッとしているときの脳内「まとめモード」を使いこなす

あなたには、何も考えずにボーッとしている時間はありますか？

最近は、隙間時間を活用することが盛んに叫ばれているので、ボーッとする時間などほとんどない、という方も多いかもしれません。

「ボーッとしている＝怠けている」というイメージがなんとなくありますが、ボーッとしているとき、私たちの脳は、大切な働きをしています。

ボーッとしているときに活躍しているのが、デフォルト・モード神経回路です。

私たちの脳には、**何かに集中しているときに使われる注意関連神経回路と、ボーッとしているときに使われるデフォルト・モード神経回路**があります。

デフォルトとは、初期設定という意味ですが、この場合は、何もしていないときや安静にしているとき、シングルタスクをしているときを指します。

そのようなときに、脳の中ではこの回路が活発に働いています。何かに注意を向ける注意関連神経回路が「集中モード」であるのに対して、デフォルト・モード神経回路は、脳の中の情報処理をしています。言わば「**まとめモード**」です。

このまとめモードが、ひらめきを生み出すと考えられています。偉大な発明をしたり、斬新な着眼点がひらめいた科学者の逸話では、研究に没頭しているときよりも、まったく関係ない単純作業をしているときにひらめいた、という話が多いですよね。

没頭しっぱなしよりも、合間に単純作業が挟まり、まとめモードが起動することがひらめきにつながるのです。

みなさんも、デスクの上で考え込んで煮詰まってしまったときに、席を立って外をぶらぶら歩いていたら、パッとよい考えが浮かんだ、という経験はありませんか?

ぶらぶら歩いているときのように、単調な運動を繰り返しているときには、脳内はデフォルト・モード神経回路に切り替わり、事前に詰め込まれた情報をまとめます。詰め込んだ情報の中で、一見関連がなさそうな情報同士が結びつくと、ひらめくのです。

詰め込んでまとめる、詰め込んでまとめる……。これを意図的に脳内で繰り返させれば、脳は力を発揮し、ひらめきを生み出します。「没頭したら、ぶらぶら歩く」ことをぜひ試してみてください。

ここぞというときに適切なモードに切り替わるためには

高いパフォーマンスを発揮するには、適切な場面で、脳が適切なモードに切り替えられることが重要です。

そのためには、注意関連神経回路とデフォルト・モード神経回路が、適宜使い分けられ、バランスよく配分されている必要があります。

この切り替えがうまくいかなくなる例があります。

てんかんの患者さんの中には、このデフォルト・モード神経回路に障害のある方がいて、こんなことをお話しされます。

「1対1で英会話のテストをしているときに、頭の中で違うことを考えてしまって聞き逃してしまうんです」

彼は、英会話のテストという非常に集中しているべき状況であるにもかかわらず、デフォルト・モード神経回路が働いてしまって、注意関連神経回路の働きが妨げられてしまっています。


また、別のてんかん患者さんは「会話の意味を理解しようと考えているはずなのに、エアコンの音が気になって話が理解できなかった」とお話しされました。

彼は、エアコンの音で注意関連神経回路が働いてしまって、考えをまとめるためのデフォルト・モード神経回路の働きが妨げられてしまっています。


注意関連神経回路とデフォルト・モード神経回路の間には、Salience Networkと呼ばれる神経回路があり、ここがスイッチを切り替える役割をしていると考えられています。

彼らの脳の中では、このスイッチの切り替えがうまくいっていなかったのです。

朝から冴えた頭で働くために通勤電車で気をつけるべきこと

これを私たちの生活に当てはめてみましょう。

朝の通勤電車を思い浮かべてください。

この時間は、朝、家でバタバタ準備をした時間と、職場に着いてから脳をフル稼働させる間の、脳にとっては貴重な休み時間です。この時間は、デフォルト・モード神経回路を使って、考えをまとめるのに最適です。

ビジネスパーソンは、朝電車の中でその日のスケジュールを頭の中で確認する、という習慣がある人がいますが、これはデフォルト・モード神経回路を使って脳の情報をまとめているということです。

ところが、この電車に乗っている隙間時間を活用しようとして、イヤホンで音楽を聴くと、どうなるでしょうか。

デフォルト・モード神経回路は、音楽によって注意関連神経回路に切り替わり、朝のバタバタから連続して注意関連神経回路が使われ続けることになります。
最近は、録画したドラマを電車の中で観ている人も多く見かけます。

こうなると、**脳内の情報量は多すぎます**。

職場に到着してから、脳は電車内で詰め込まれた大量の情報を処理しようとしてデフォルト・モード神経回路を活発にするので、朝礼や会議がはじまってもボーッとしてしまい、人の話を聞いている最中に別のことを考えてしまいます。

通勤ラッシュの不快感を、慣れた音楽を流してシャットアウトする、という使い道ならば、デフォルト・モード神経回路を邪魔せずに済みます。
朝から冴えた頭で仕事をするためには、通勤電車の中では、何もせずボーッとするか、集中する必要がない、慣れた音楽を聴くようにしてみてはいかがでしょうか。

ＯＮとＯＦＦの切り替えが上手な人と下手な人の違い

仕事がデキる人は、ＯＮとＯＦＦの切り替えがうまい、という話をよく聞きます。

私の周りにも、優秀な研究者で、さっきまでカラオケで踊りまくっていたのに、精算を済ませたらもう難しい論文を読んでいるという方がいました。

一方で、休日でも「あれやってなかった」と仕事のことが頭を離れないにもかかわらず、仕事中は集中できないというように、切り替えがうまくいかない方もいます。

どうしてこのような違いが生まれるのでしょうか？

これが、先程の注意関連神経回路とデフォルト・モード神経回路の切り替え能力の違いです。この2つのモードは本来、自動的に切り替わりますが、この切り替えを助ける行動をしている人は、切り替え能力が高くなります。

注意関連神経回路とデフォルト・モード神経回路は、それぞれ、**大脳の帯状回《たいじょうかい》**に

18図 「注意」して「まとめる」脳の部位

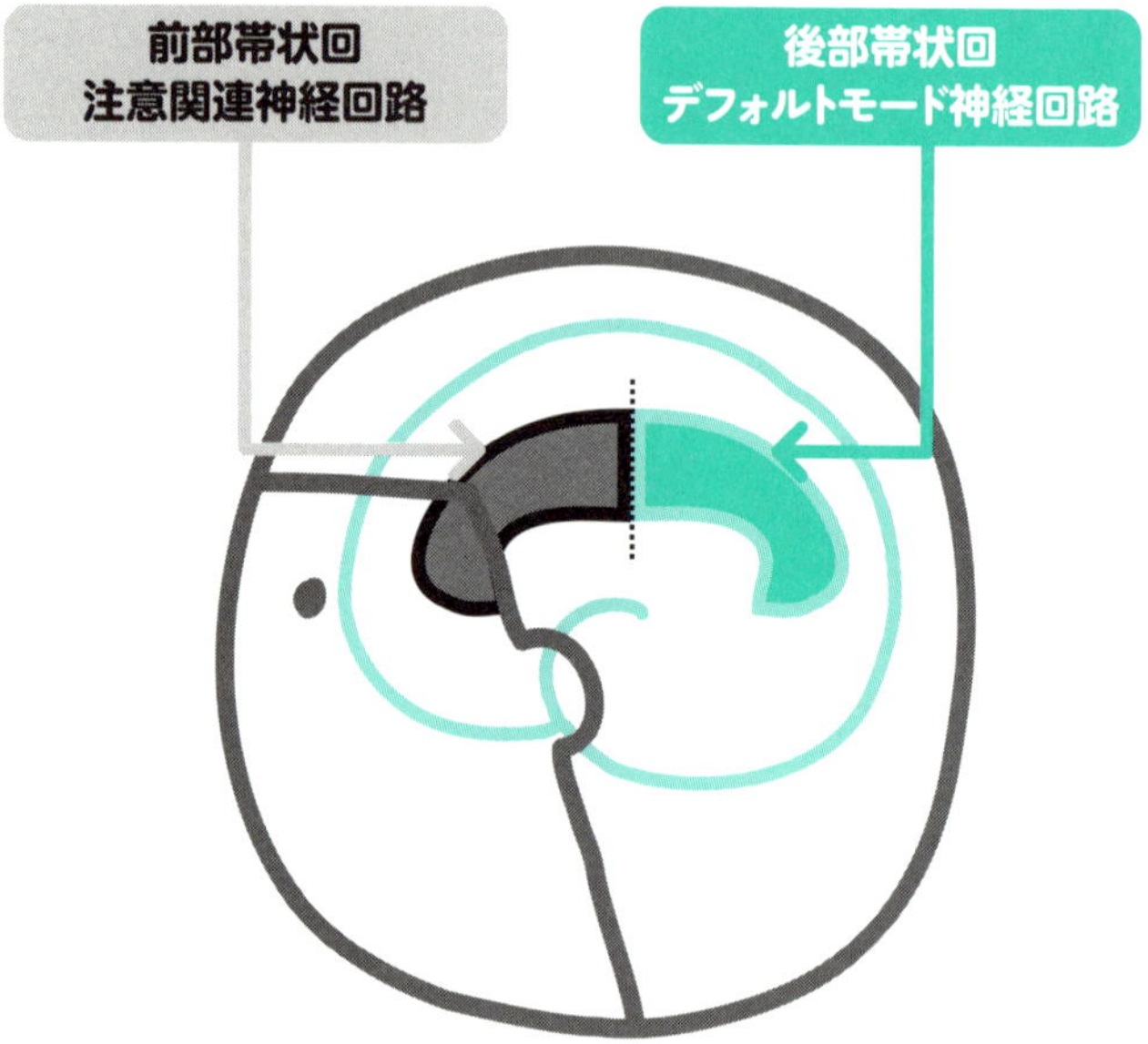

頭を使うことと体を使うことを交互に行なえば、
注意関連神経回路とデフォルト・モード神経回路の
切り替え力がアップする

位置しています。

左右の脳をつないでいる脳梁より前が前部帯状回で、ここが注意関連神経回路を担っています。

前部帯状回は、快か不快かを判断する扁桃体や、ポジティブ／ネガティブを分けている前頭眼窩部と強く関係していて、情動を司る領域です。

例えば、広告のコピーを見て「おっ！」と、情動が引き起こされると、注意関連神経回路が活発になって、その広告を見続ける、という感じで働きます。

脳梁より後ろは後部帯状回で、デフォルト・モード神経回路を担っています。

ここは、運動を司る領域です。ぶらぶら歩いたり、手作業をするなど、体を動かしているとデフォルト・モード神経回路が活発になって、ひらめきが生まれます。

2つのモードをうまく使い分ける

つまり、非常に単純化すると、**頭を使うことと体を使うことを交互に行なっていれば、2つのモードの切り替え能力が高まる**、と考えられます。

例えば、打ち合わせの前に、トイレに行く。これだけでもモードの切り替えになります。

ＯＮとＯＦＦがなかなか切り替えられない、とお話しされている方の生活を見ると、作業と作業の間がなく、複数のことを同時進行させながら、長く作業する傾向があるようです。

集中して作業をした後は歩いて届け物をする。帰ってきたらまた集中する。トイレに行ってから打ち合わせをする……といったように、頭を使ったら体を使って、２つのモードが交互に配置されるように、意図的に行動を組み立ててみましょう。

脳のモードを切り替える基準は、客観的なものを設定します。

例えば、90分経ったら作業を変えるとか、未決裁の書類がなくなったら席を立つ、といった具合です。

「はかどっている」「なかなか手がつけられない」など、主観的な気分を基準にしてしまうと、モードが切り替えられないので、注意しましょう。

役割を演じると脳のムダづかいが減る

脳のムダづかいを減らすには、**自分の行動をパターン化しておく**ことが有効です。あらかじめ行動パターンが決まっていれば、いちいち脳のエネルギーが使われることを防げます。

優秀なビジネスパーソンには、自分の行動をかなり正確なパターンにしている人がいます。他人から見ると儀式に見えるような、生活スケジュールを組むことによって、**自分が最も重要な場面にエネルギーを注げるようにしている**のです。

ただし、自分の行動をあまりにパターン化してしまうと、周りの人にそれを乱されたときに非常に不快に感じます。

特別な存在のアスリートや、他人と行動を伴にすることが少ない経営者は、自分のパターンを優先できるかもしれませんが、一般の方は、毎日他人の行動に合わせて自分の行動を変えなければなりません。

自分のパターンを切り替えて、エネルギーを節約する

そこで、パターンの種類を増やすことができれば、他人に乱されたところで、それも1つのパターンにする柔軟性が養われます。

パターンを増やすのに役立つのが、**複数のフィールドを持つ**ことです。

会社にいれば、会社員という役割を演じているのですが、この役割パターンだけだと、別の場面で会社員としての常識を乱されるたびにイライラしてしまいます。

家庭に帰れば親、実家に行けば子ども、町内会に出ればただの近所の人、習い事に行けば生徒……など、それぞれの場面に出向いたときに、それぞれの行動パターンに切り替えられると、パターンの種類が増えて柔軟な対応ができるようになります。

これも、脳のムダづかいを減らすことにつながります。

「役割を演じる」と言われますが、**演じることによって自分のパターンを切り替えて、**

新しい行動を生み出さなくてもよいように、エネルギーを節約しているのです。複数の役割を演じていると、最初は大変ですが、行動のパターンが増えてくれば、どんな場面でもやる気が出るようになります。

以前、複数の会社を経営している方にお話を伺ったとき、「その会社用のジャケットを用意している」と話してくださいました。

前の会社で部下の表彰式をした後、30分後に別の会社でミスを追及しなければならない。そんなときに、その会社のジャケットに着替えると、気持ちはスパッと切り替わり、別の役割を演じることができる、ということでした。

この方のように、自分のパターンを切り替えるグッズを用意しておくのも、効果的でしょう。

「バカ話」で能力が高まる?

人の話を注意深く聞いたり、前に話していた記憶と照合しながら、自分が話す言葉を選択する、というビジネス上の会話では、注意の能力はフル活用されています。

頭の中はストックされた情報が溜まり、パンパンになっています。

そんなときは、気の合う友人と飲みながら、特に意味はないバカな話を思う存分しゃべると、頭がスッキリします。

このバカ話のときに使われているのが、デフォルト・モード神経回路です。

友人との話に盛り上がっているときは、特に友人が何を話しているのかを詳しく注意していません。

相手が何を話していようが、自分の思いついたことを話しまくる。この場合、**しゃべることは口を動かして発声している「運動」に位置づけられます**。

注意を必要としない運動が脳のエネルギー効率を高める

病院に勤務していると、とにかくずっと話をしている患者さんがいます。お話好きな人かと思うと、その方のご家族の話では、元気なころはそんなに話をしなかった、とのこと。ベッドで寝たきりの状態になったら、ずっと話をしている状態になったというのです。

私たち人間は、運動し続けることで生きています。運動する、つまり体を使ってアウトプットをすることで、何らかの感覚を脳に入れて情報収集をしていますし、私たちが物事を理解できたかどうかは、実際にその通りに行動したことで判断されます。

彼の場合は、寝たきりでアウトプットができなくなり、そのアウトプットをしゃべるという運動で補っていたのです。

仕事で注意エネルギーをたくさん使って疲れたときには、とにかく運動することが重要です。

休日にスポーツされている人はそれで十分ですが、そんな時間がつくられなくても、**他愛のない話をすることが、頭の中の情報整理になり、その後のエネルギー効率をアップさせる**のです。打ち合わせ中の雑談は、ぜひ積極的にしてみましょう。

思いついたことを何でも言える友人がいる方は、その方のおかげで、あなたの脳は能力を発揮できている、ということです。

COLUMN

まばたきは、相手と親密になるツール

まばたきの目的は、目が乾かないように潤すこと。しかし、目を潤すには1分に3回まばたきすれば十分なのですが、私たちは3秒に1回はまばたきをします。ということは、まばたきには、目を潤す以外に重要な役割があるのです。

脳にとって、まばたきの最も重要な役割は、脳内の情報整理だと考えられています。まばたきをすると、脳では、デフォルト・モード神経回路が働きます。外からの視覚情報を遮断し、脳の中に溜まった情報を整理しているのです。

まばたきは、情報を整理してひらめきを生み出すために、重要な働きをしていたのです。

もし、会話中に、相手が頻繁にまばたきをしたら、自分がしゃべりすぎかもしれません。相手の脳が処理できる以上の情報をしゃべりすぎているので、相手の理解が追いつかなくなっているサインです。

そんなときは、話を区切ってちょっと間をあけてみましょう。

相手にデフォルト・モード神経回路を使わせてあげれば、お互いの理解度が増すはずです。

自分が話をしているときに、相手がまばたきをするタイミングは、話の文節が途切れたところです。

ちょうど区切りのいいところでまばたきをして、情報にまとまりをつけているので、タイミングよく文節が区切れて相手がまばたきできれば、長い話でも理解することができるのです。

みなさんはこんな経験はありませんか?

会話中相手が全然まばたきをしないとなんだか疑われているような気分になる。

また、相手のまばたきがやたら多いと話がうまく通じていない気分になる。

実は、心地よい会話の中では、相手と同じタイミングでまばたきをする「同期」現象が起こっています。一緒に話をしている人と、まばたきのタイミングが一致するのです。

これはつまり、まばたきのタイミングが一致すると、相手に対して心地よさや好感を持つということです。

親密な関係になりたい人と話すときほど、気持ちが高ぶって早口になってしまいがちですが、話の文節を区切って、お互いのまばたきのタイミングを合わせることが、お互いの距離を縮める最適な方法かもしれません。

まとめ

脳のムダづかいをやめる習慣③
「注意」を変える

CHECK

- ☐ 選ばないものを身の回りに置かない
- ☐ 必要もないことを検索して調べない
- ☐ 趣味や習い事を増やしすぎない
- ☐ 聴覚や視覚は意識的に調整する
- ☐ 情報断食で受動視覚を減らす
- ☐ ノーメディアの時間や場所をつくる
- ☐ 忙しいときは同じマンガを何度も読む
- ☐ 通勤電車では聴き慣れた音楽を聴く
- ☐ 打ち合わせの合間にトイレに行く
- ☐ 役割を演じるグッズを用意する
- ☐ バカ話をする

5章

脳の使い方を変えれば、相手も変わる

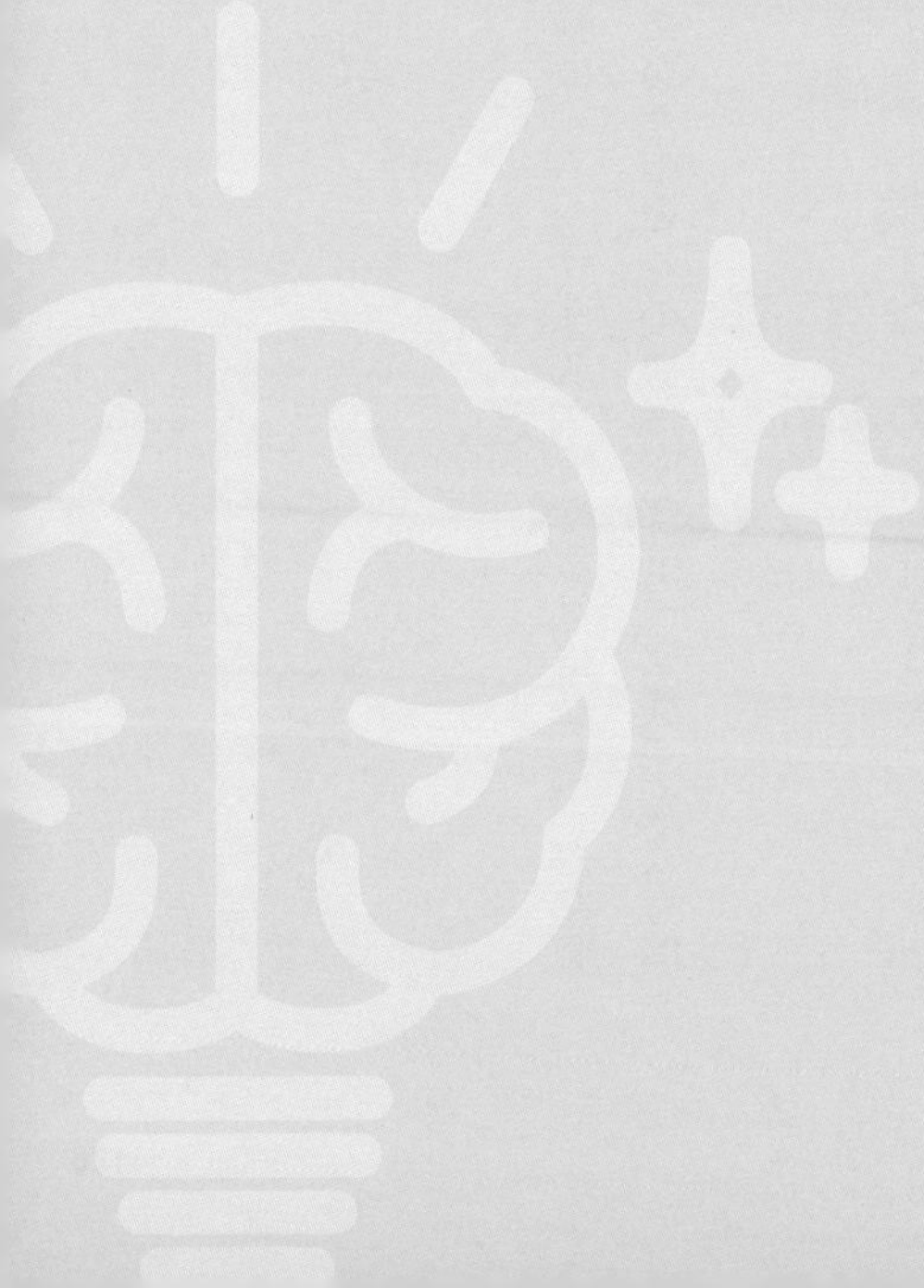

相手をやる気にさせるほめ方

これまでお伝えしたように、私たちの脳は、ハーフタスクでやる気になり、力を発揮します。それは、あなた自身の脳も、あなたの周りの同僚や部下、家族、友人も同じです。

自分の能力を最大限に発揮するには、自分だけの力ではなく、周りの人の力を借りることが必要です。自分と一緒に、周りの人もワクワクやる気になって、その人たちが持っている能力が発揮できれば、素晴らしい成果が上がるはずです。

5章では、ハーフタスクを活用して、自分と周りの人たちのやる気をグッと高めるための具体策を紹介します。

自分がしたことを話すと、脳はやる気になる

相手にやる気になってもらいたいときは、どんな声かけをしますか？

相手のやる気を引き出すためには、「ほめることが大切」という話をよく聞くと思います。

しかし、ただやみくもにほめればいいわけではありません。大した理由もなくほめても、相手の脳は変わりませんし、かえって不愉快にさせて能力を低下させる場合もあります。

相手のやる気を引き出すためには、相手の脳にハーフタスクをつくりましょう。相手の脳に、自分の行動の記憶をしっかりつくるのです。

私たちは自分の意志で行動していますが、自分がしたことはあまり覚えていません。あいまいな記憶のままでは、事実を振り返り、できたことを正確に把握することができないので、ハーフタスクがつくられにくくなります。

そこで、その人が、どんなつもりで何をしたのかを具体的にフィードバックする

と、相手は自分の行動を記憶することができます。

何がよくて何が改善できるかを伝える

私たちが普段、「相手がしたこと」を本人に伝える場面を思い浮かべてみましょう。

ほとんどが、相手が間違ったことをした場面だと思います。

その行動は間違っている、ということを教えたくて相手に伝えるのですが、**相手の脳にとって大切なのは、「何がよかったのか」ということ**です。

間違った行動を振り返っても、間違わないようにする対策は見えてきません。

結果的には間違った行動でも、細かく見ていけば、その中に必ずよかった行動があります。それを見つけて、具体的に伝えてみましょう。

相手に伝えるときは、伝える順番が大切です。

私たちは多くの場合、「悪いこと→よいこと」という順番で伝えがちです。

「もっと○○しておくべきだったね。まあ、でも、○○したことはよかったよ」

という感じです。

これを、「よいこと→悪いこと」という順番に変えてみると、

「○○したことはよかった。ただ、こうすれば、もっと○○になったと思うよ」

となります。随分印象が違いますよね。

最初の順番では、自分がしていない行動を伝えられ、その後で、自分のした行動が伝えられています。

脳にハーフタスクをつくるには、自分がした行動、つまり事実の記憶が必要なのですが、**していないことを伝えられると、未知の部分が増え、脳はストレスを感じて「ムリ」と思ってしまいます**。

伝える順番を逆にして、自分がしたことを最初に伝えられるだけで、脳の中に50%の「経験済みのこと」をつくることができるので、相手はやる気になります。

私には、この伝える順番を変える重要性が示された経験があります。病院で研修を

したときのエピソードです。

病院では、事故防止をするために、ちょっとしたミスを報告する「ヒヤリハット」報告があります。これは、ちょっとヒヤッとしたくらいで報告することで、実際に事故が起こる前の段階で対策を立てることを目的としています。

しかし、報告書が「ミスの内容→対応したこと」という、「悪いこと→よいこと」の順番だったので、職員はミスを指摘されることを嫌がり、なかなか報告の件数が上がりませんでした。

実際、ヒヤリハット報告の場面は、なんだかつるし上げのような雰囲気で、報告している本人も、聞いている人たちもとても居心地が悪いものでした。

そこで、管理職の研修で、報告書の順番を逆にすることを提案しました。つまり、「対応したこと→ミスの内容」という、「よいこと→悪いこと」の順番にしたのです。

すると、ヒヤリハット報告の件数がぐっと増えました。

ミスの報告が増えたということは、ミスが増えたのではないかと思われるかもしれませんが、大きなミスではなく、ほんの些細な間違いまで報告できるようになったことで、風通しがよくなり、患者サービスは向上しました。

これは、職員の頭に、自分のよかった行動の記憶をしっかり積み上げられたことで、ハーフタスクがつくられた、ということです。

よいことほど、具体的に伝える

ミスとは逆に、相手がよいことをしたときには「よかった」「すごい」などあいまいなことしか伝えないので、相手の脳によかった行動の記憶を積み上げることができません。結果がよかったということだけを伝えられても、次の行動の見通しを立てる材料にはならないのです。


ある企業の会議で、クレームの内容やミスの内容を共有した後、優秀な社員の表彰がありました。優秀な社員の方が壇上で「おめでとうございます」と景品をもらっていました。

これはよくある風景ですが、相手の脳を変えるという意味では、とても非効率な会議です。間違った行動が具体的に示された一方で、優秀な社員のほうは、何が優秀だったのか、優秀な成績のために何をしたのかが、まったくわからないのです。

相手の脳を変えるには、**よいことをしたときほど、具体的にどんな行動をしたのかをフィードバックする**必要があります。

この例で言えば、優秀な成績を収めた社員に話を聞き、「○○したのが正解だった」「○○がお客様の満足には大事」など、何をしたことがよかったのかを具体的に伝えます。さらに、この内容を会議で共有すれば、他の社員も行動の見通しが立ちます。

自分に置き換えてみると、気づかないうちに習慣になっていることがあって、「なんでそれをしているの?」と聞かれたら、「○○さんにほめられたことがあるから」という理由だったことがいくつかあるのではないでしょうか?

先程からお話ししているように、とにかく私たちは、自分の行動の記憶があいまいです。相手の能力を高めたいならば、よかった行動の記憶を積み上げていくことが先決なのです。

相手がよい行動をしたときほど、それを具体的に伝えるようにしてみましょう。

相手をやる気にさせる頼み方

相手に何かを頼むときも、ハーフタスクは使えます。

相手に頼みごとをするときは、必ず自分がどこまでやったのかを伝えましょう。

「**自分はここまでやって、ここから頼みたい**」という頼み方をすれば、相手は課題の見通しが立つので、自然にやる気になるはずです。

反対に、「あなたにすべてお任せします」という頼み方はいけません。これでは、相手の脳は未経験のことが多すぎてストレスを感じ、「ムリ」だと思ってしまいます。

まず自分がやったことを伝えて、相手が50％は事情がわかるようにする必要があるのです。

頼むセリフは、2章でお話しした、トップダウン型とボトムアップ型で、使い分けてみると、より効果的です。

相手がトップダウン型の場合は、イメージで理解するので、具体的な作業よりも「やりたいこと」をしっかり伝えるようにしましょう。

「こんなことがやりたいんだけど、そういうのってできる？」

という感じです。

やりたいことのイメージをしっかり伝えることができれば、トップダウン型のイメージの50％はつくられるので、やる気になっていい仕事をしてくれます。

相手がボトムアップ型の場合は、頼む作業を具体的に伝えるようにしましょう。

「○○の資料を○部つくって、ここに置いてもらえる？」

という感じです。

資料作成を頼むなら、部数や綴じ方、置く場所など具体的に伝える。買い物を頼むなら、具体的な商品を指定する。

ボトムアップ型の人は、動作の手順を脳の中でつくるのが大切なので、手順が組みやすいように具体的な情報を伝えるとやる気になってくれます。

相手を成長させる方法

私は、起業をする前に、起業をするための講座を聞く機会がたくさんありました。

そこでは、「自分は一体何をしたいのか」、そのビジョンをつくることがとにかく大切だ、と何回も言われました。


「自分は一体何がしたいのか」

スパッと言えればかっこいいですが、これは、考えれば考えるほど、わからなくなるものです。

やりたいことを見つけるのは、そもそもやったことがない未来のことを考えるので手がかりが少なく、結構難しい作業のようです。


そこで、やりたいことに突き進んでいる起業家の方々に、どうやってやりたいことをスパッと言えるようになったのか伺ってみると、その中に共通点がありました。

それは、「**インタビューされているうちにそうなった**」というものでした。

彼らは、注目されてインタビューされるごとに、「なぜ、それを志したのですか?」「なぜ、それに目をつけたのですか?」と、過去自分が行動したことに対して、「なぜ」「なぜ」と、質問を繰り返されます。

これに答えていたら、自分のやりたいことは明確になった、というのです。

インタビューすると相手は将来像を描ける

これはつまり、インタビューに答えることで、**自分の行動の記憶を積み上げる作業をした**ということです。

記憶はあいまいなので、質問に答えたことが事実かどうか、いまいちわからないこともあったと思います。それでも、言語化したことで、脳内には事実の記憶として蓄積され、ハーフタスクの材料になっていったのです。

あなたの部下や同僚が目標を立てたり、今後の進退について話をするときには、ぜひ、その方のこれまでの経歴を詳しく聞いてみてください。

そのときに、「何をしたか」だけでなく、「**なぜ、それをしたのか**」という質問を投げかけ続けてみましょう。

相手は、手がかりの少ない未来のことを考えようとしています。これでは、自分が掲げた目標に未経験なことが多すぎて、いざ実行に移そうとすると、ストレスを感じて先延ばしにしてしまいます。

ハーフタスクの材料になる過去の記憶を整理する作業をサポートすれば、相手は、自然に将来の課題への見通しが立ってくるはずです。

「なぜ」という質問には、相手の行動選択の基準になった記憶を掘り起こす力があります。

やる気になるペアやチームの組み方

自分が直接相手をやる気にさせるのではなく、他の人たち同士でお互いにやる気を高めていくことができれば、非常に効率的に大きな成果を生み出すことができます。

ここでまた、ボトムアップ型、トップダウン型の脳を活用してみましょう。

ボトムアップ型とトップダウン型は、仕事などでペアを組んだり、チームをつくることに活用できます。

その活用方法は、基本的には、**違うタイプを組み合わせる**ことです。

順番通り理解するボトムアップ型同士がペアになると、確実な仕事をしてはいるのですが、その仕事の内容がそもそもムダな作業だったり、今の仕事をさらに発展させていく展開は生まれにくくなります。

これは、ボトムアップ型の脳が、目の前の課題から積み上げていくタイプなので、長い目で見たり、俯瞰することが苦手だからです。せっかくの頑張りもムダになってしまいます。

一方、イメージで理解するトップダウン型同士がペアになると、大きな目標や斬新な展開の話ばかりで盛り上がり、実際にはあまり進まないことが多いのです。

アイデアを出すことに頑張るのですが、目の前のことを何からはじめればいいのかを具体的にすることが苦手で、こちらも、せっかくの盛り上がりがムダになってしまいます。

同じタイプと話をすると、意気投合するので、そのほうがラクですし、楽しいものです。しかし、実際の成果を上げるためには、別のタイプと組んだほうが、物事が前進します。

普段はあまり仲良くないけれど、この人と仕事をするとはかどる、という人が、身近にいるのではないでしょうか？　その人は、自分と違う脳のタイプで、成果を上げるための大切なパートナーです。

違うタイプ同士のペアはフォローが必要

あなたがリーダーの場合、別のタイプの人同士でペアを組ませたときは、ちょっとしたフォローが必要です。

それは、**お互いの役割を自覚させる**ことです。

具体的には、アイデアを出す役割と、作業を着実に進める役割。これを自覚させる必要があります。

トップダウン型の人は、ボトムアップ型の人に「自分ばかり考えていて、相手は全然アイデアを出さない」という不満を持ちがちです。

それに対して、ボトムアップ型の人は、トップダウン型の人に「理想ばかり話していてちっとも仕事をしない」と不満を持ちます。

ペアで作業をはじめる前に、アイデアを出すことと、作業を進めることの2つの役割が必要で、あなたにはどちらを頼みたい、ということをあらかじめ伝えておきましょう。

理想のチームは、ボトムアップ型が7割、トップダウン型が3割

複数の人数でチームを組むときも、成果を上げるためには、同じタイプばかりが集まらないように注意しましょう。

両方のタイプが混ざったときに、ボトムアップ型の人が多い中にトップダウン型の人が入ると、この人は実作業をしないので、仕事をしていないように見えてしまいます。

しかし、これでよいのです。

このトップダウン型の人に求められていることは、全体の作業が間違った方向に進んでいないかをチェックすることです。

なんだかトップダウン型の人が得をしているようですが、ボトムアップ型の人が、全体を見渡して舵をとることは難しいので、この役割はトップダウン型の人に委ねてみましょう。

反対に、トップダウン型の人が多い中にボトムアップ型の人が入ると、この人に仕事の負担がかかりすぎることがあるので注意が必要です。

チームが機能しやすいのは、ボトムアップ型が7割、トップダウン型が3割の割合です。

うまく人選できるときは、この割合を意識して人選し、人材がいないときには、個々にどんな役割を求めているかを伝えるようにしましょう。

脳のタイプから見ることで、ストレスフリーなチームになる

職場のチームや、地域の町内会やＰＴＡの集まり、趣味やスポーツの集まり、友人たちのグループ。あなたの身の周りには、さまざまなチームがあると思います。

そのチームには、「アイデアを出して全体の舵をとる人」と「実作業を進める人」がいるはずです。

どうもこのチームは、うまく話が進まないな、と思ったら、チームの役割と、それ

19図 理想のチームはボトムアップ型が7割、トップダウン型が3割

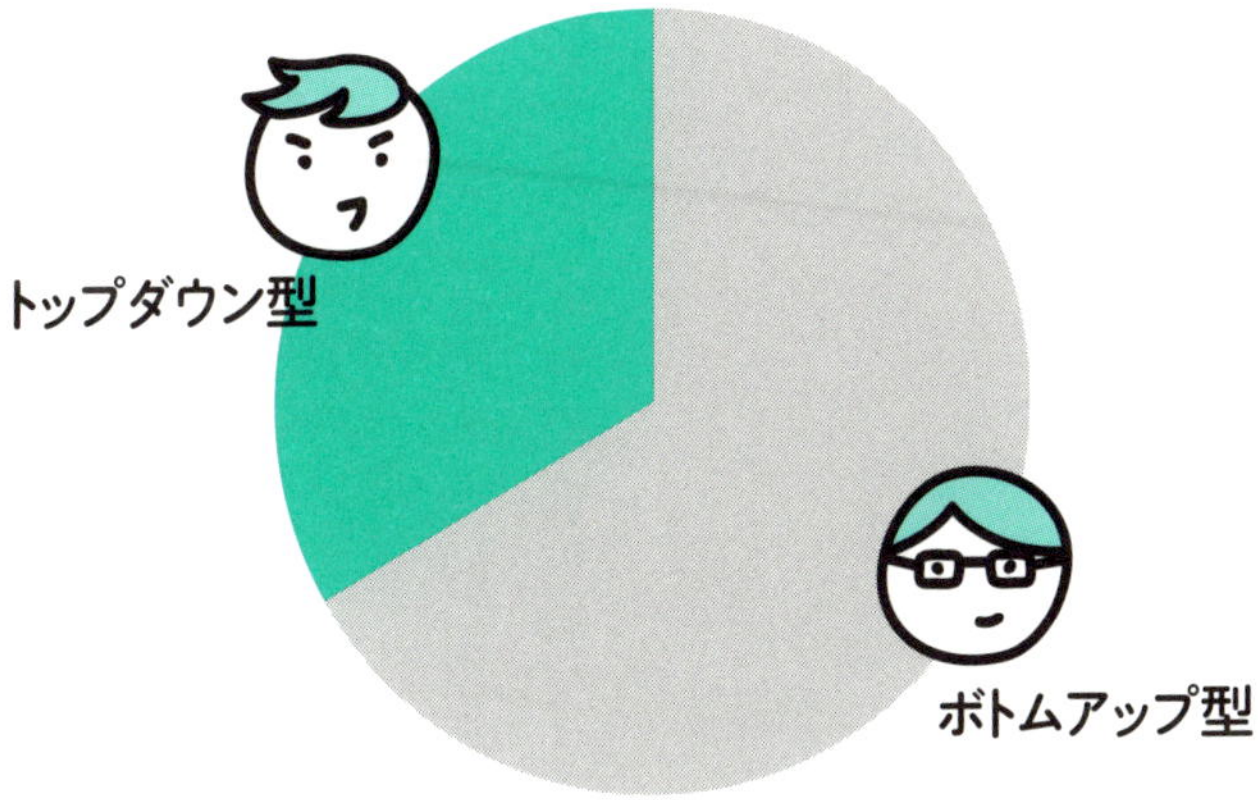

「アイデアを出して全体の舵をとる」トップダウン型と、
「実作業を進める」ボトムアップ型の
割合を意識してチームをつくろう

が割り当てられている人の脳のタイプがミスマッチな可能性があります。

ボトムアップ型の人が全体の舵をとる役割をしていたり、トップダウン型の人が実作業を進める役割をしていると、チーム内の作業が非常にストレスフルになってしまいます。

身の回りのチームを、脳のタイプから見ると、そのチームの成果を上げるためには、誰に何を伝えればいいのかを見極めることができます。

ハーフタスクで、相手の脳のタイプを変える

脳のタイプを、さらに活用できる場面があります。それは、同僚や部下など、誰かを大きく成長させたいときです。

誰かを大きく成長させるには、あえて同じ脳のタイプとペアを組ませて、**自分とは逆のタイプの役割をさせる**のが有効です。

ボトムアップ型の人でも、自分より細かく緻密な人と仕事をすると、自分は全体を見渡して舵をとる役割をしようとします。

トップダウン型の人も、自分よりアイデアがどんどん出る人と仕事をすると、話がおかしな方向にいかないように、やるべき実作業を整理しようとします。

このように、相手に合わせて自分のタイプとは違う役割をすると、その人の脳にはパターンが増えて、さまざまな場面に対応できる優秀な人材に成長します。

正確には、自分の脳のタイプは変わりません。ただ、別のタイプの作業もこなせるようになるだけです。

しかし、この別のタイプの仕事もできるという能力は、中間管理職の人や、組織の長とメンバーとの間を取り持つ人には、大いに役立ちます。

私自身はトップダウン型の脳なのですが、以前、国家公務員として勤務していたときは、組織全体がボトムアップ型の思考で動いていたので、適応するのにとても苦労しました。

そんな中、アイデア先行のトップダウン型の人が上司になり、プロジェクトを進めるために、私にはボトムアップ型の思考が求められました。すると、実作業をコツコツ行なうことを経験するうちに、以前に比べて、自分の能力を客観的に見ることができるようになったのです。

自分の脳のタイプと同じ部分を探す

人事異動などで、「この人とは合わない」とストレスと感じることがあったら、これは、自分が逆のタイプの思考を身につける機会なのだ、と捉えるようにしてみましょう。

毎日の生活の中では、ハーフタスクで「できること」だけをすることが能力の発揮に大切ですが、社会や家庭の事情で、まったく慣れないことでも当然のようにこなさなければならないときもあります。

そんなときには、割り当てられている仕事や、その組織の人たちの中から、**自分の脳のタイプと同じ部分を見つけてみましょう**。

細かく切り刻んでいくと、自分のタイプと同じ要素は見つかります。

それを見つけたら、ひたすらそこに力を注げば、自分の能力も十分発揮できますし、新しいパターンを自分の脳につくることもできます。

そうすれば、きっと今まで自分が思っていたよりも大きな力が発揮できるはずです。

COLUMN

ぐずぐず考える脳が劣っているわけではない

ぐずぐず考えてしまうときの脳って、どうなっているのでしょう？

脳内の注意は2系統のネットワークがあり、脳のボトムアップ型は腹側注意ネットワークを、トップダウン型は背側注意ネットワークを主に使用しています。

トップダウン型の背側注意ネットワークは、必要な情報を選択してサササッと行動を切り替える役割を持っています。

それに対して、ボトムアップ型の腹側注意ネットワークは、今感じている感覚情報を脳に吸い上げる役割をしています。この働きが強いと、不必要な情報まで吸い上げて、ぐずぐず思考の材料をつくってしまいます。

ただ、こうしたぐずぐず思考も才能なのです。

子どもを見ていると、怒った後で急に泣き出し、その後、ケロッと元気になる場面がよくあります。これは、交感神経系で興奮した後、バランスを取り戻そうと副交感神経系が高まって泣くという自律神経系の作用で、頭で考えているというよりは、体の生理反応です。

私たち大人の場合は、脳の成熟に伴って、腹側注意ネットワークが発達しているので、子どものように生理反応だけで行動するのではなく、感覚情報をじっくり集めて悩む力があるのです。

一般的に、ササッと切り替えるほうが優秀なイメージがありますが、ぐずぐず悩むほうがより感受性が豊かだとも言えます。

ぐずぐず悩んだときは、脳が材料集めをしていて、この材料は、その後、ササッと切り替えるトップダウンの働きをするときにも役立ちます。たくさんの材料を集めて、その中から選択できれば、より深い洞察力につながります。

表面的な性格傾向にとらわれず、どんな思考にも、脳にとって役割があることを知り、うまく活用していきましょう。

まとめ

脳の使い方を変えれば、相手も変わる

CHECK

- [ ] よいこと→悪いことの順で伝える
- [ ] よいことほど、具体的に伝える
- [ ] トップダウン型の人には「やりたいこと」、ボトムアップ型の人には「作業」を伝える
- [ ] インタビューして、相手に将来像を描いてもらう
- [ ] 理想のチームは、ボトムアップ型が7割、トップダウン型が3割
- [ ] 相手を成長させたいときは、あえて違う脳のタイプの役割をさせる

おわりに

頑張っているのに成果が伴わないときは、とても苦しいものです。

不安や焦りからさらに頑張ってしまい、ムリをして体の調子を崩したり、病気になってから初めて、自分の頑張り方が間違っていたことに気づきます。

自分の脳の仕組みと、それを活かす頑張り方は、病気になった後、病院で知るのではなく、病気になる前に知っておくべきことです。

私は、病院の治療では、「知らなかったから病気になった」という事態をつくってはならないと思っています。その病気は、病気になる前の人たちに伝える努力をしなかった、私たち医療従事者に責任があると思います。

病気を予防するためには今のところ、「そんなことをしていたら病気になるぞ！」と脅すか、「これは絶対やめてください！」と命令するか、2つの方法がとられています。

私は、脅すでも命令するでもなく、本人が楽しんで実行できる予防の仕方があると思っています。本書は、それを実現するための、1つの挑戦でもあります。

脳のムダづかいをやめよう。この本では、繰り返しそうお話ししてきましたが、その反面、ムダなことに力を使ってしまうのが、人間らしさでもあると思います。規則正しく優等生的な生活を送ることが人生の目標ではありませんし、病気にならないために生きているわけでもありません。

何がよくて何が悪いのか。それは、自分が納得して楽しめるか、ということで決まると思います。脳にはムダづかいがある、ということを知り、そのうえで納得してムダづかいを楽しむならば、それは人間らしく素敵な人生だと思います。

このような考え方にご賛同いただき、本書を執筆させてくださいました、同文舘出版の戸井田歩さん、本当にありがとうございます。また、本書のきっかけをつくってくださった長谷川華さん、この本に関わってくださったみなさんに、感謝いたします。この本が、みなさんの「できた！」を1つでも多く生み出せることを、心から願っています。

二〇一四年九月

菅原洋平

[参考文献]

・彼末一之 他『脳と体温』（共立出版、2000年）
・花川隆 他「“頭の回転の速さ”の脳内メカニズムを探る」:『脳と神経』58（7）、583-592、2006年
・田中悟志「達人の脳内機構」:『BRAIN and NERVE』60（3）、257-262、2008年
・西谷信之「言語野の進化」:『神経研究の進歩』47（5）、701-707、2003年
・乾敏郎『脳科学からみる子どもの心の育ち』（ミネルヴァ書房、2013年）
・乾敏郎「運動系列予測学習仮説」:『神経心理学』14（3）、144-149、1998年
・Carlo Perfetti『脳のリハビリテーション　認知運動療法の提言』（協同医書出版社、2005年）
・本間生夫「呼吸と脳」:『臨床神経生理学』34（1）、10-19、2006年
・山鳥重「感情：認知活動の土壌（感情の神経心理学）」:『神経心理学』18（1）、41-47、2002年
・苧坂直行編『注意をコントロールする脳』（新曜社、2013年）
・中野珠実「瞬きから探る脳内情報処理機構」:『BRAIN and NERVE』66（1）、7-14、2014年

【著者略歴】
菅原 洋平（すがわら　ようへい）

作業療法士
1978年青森県生まれ、静岡県育ち。ユークロニア株式会社代表。国際医療福祉大学で基礎医学を学び、民間病院精神科勤務後、国立病院機構にて脳のリハビリテーションに従事。睡眠が脳の回復に影響を与えることに着目し、臨床実践をする。現在は、ベスリクリニック（東京都千代田区）で睡眠外来を担当する傍ら、主に企業を対象に、生体リズムや脳の仕組みを利用した人材開発を精力的に行なう。
著書に『朝昼夕3つのことを心がければOK！ あなたの人生を変える睡眠の法則』（自由国民社）、『ここぞというときに力が出せる睡眠の3鉄則』（主婦と生活社）など。

■睡眠改善サイト Active Sleep
http://activesleep.net/

■ブログ「作業療法士　菅原洋平のブログ」
http://ameblo.jp/activesleep/

自分の力を最大限に発揮する！
脳のトリセツ

平成26年10月3日　初版発行

著者　菅原洋平

発行者　中島治久

発行所　同文舘出版株式会社
東京都千代田区神田神保町1-41　〒101-0051
営業(03)3294-1801　編集(03)3294-1802
振替 00100-8-42935　http://www.dobunkan.co.jp

ISBN978-4-495-52861-4
印刷／製本：萩原印刷　Printed in Japan 2014